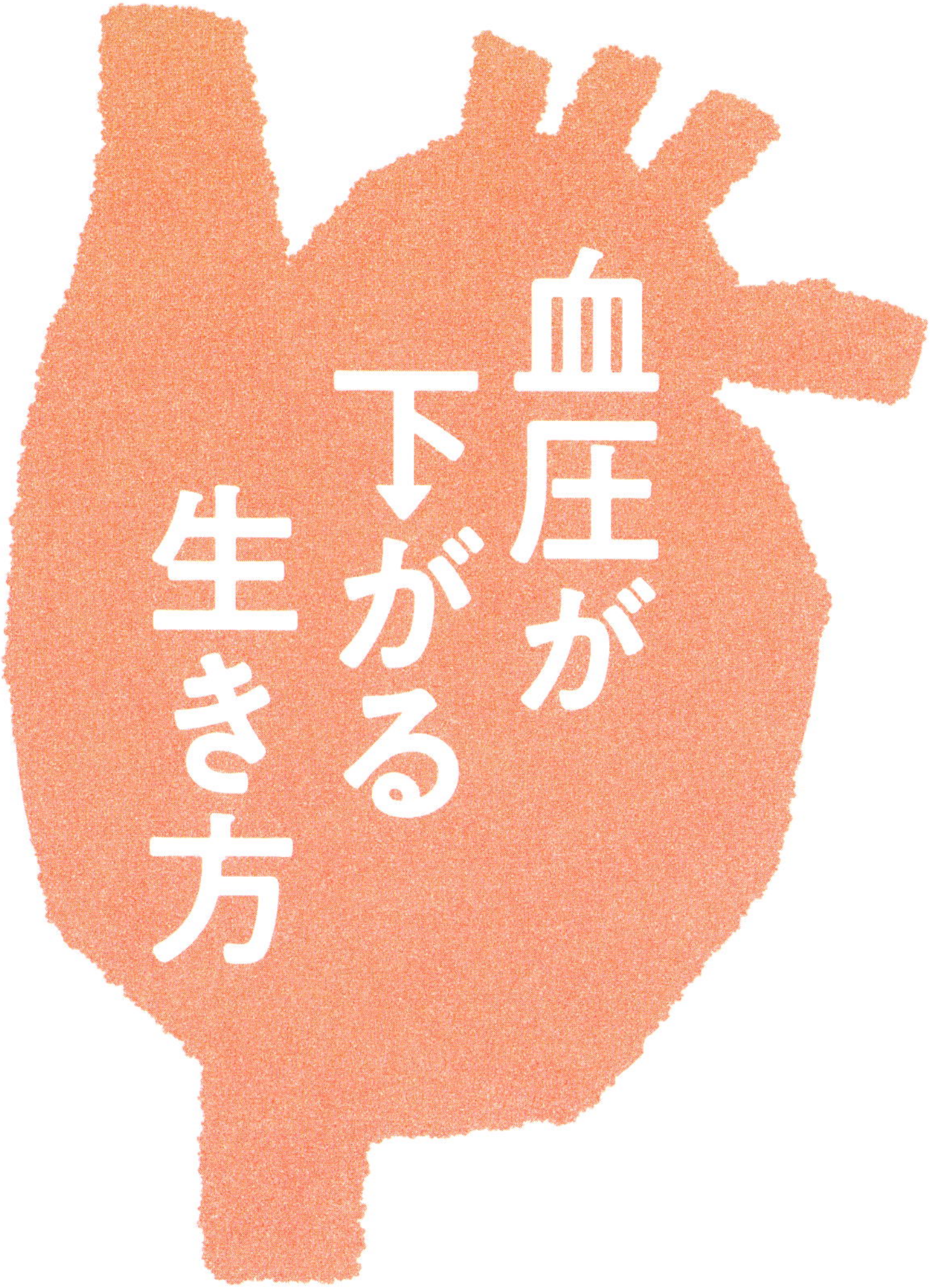

血圧が下がる生き方

薬剤師・健康運動指導士

長島 寿恵

笠倉出版社

高血圧を改善する！

令和元年、新しい時代が始まりました。本書では、**「日本の伝統文化的な暮らし方、考え方に則《のっと》って生活することで、高すぎる血圧が下がる」**ということをお伝えします。

科学の進歩とともに、健康に対する研究もだいぶ進んでいるにもかかわらず、まだまだ健康を回復できずにいる人が多いことは、国の医療費が減っていないことからもうかがえます。

血圧に関しても、私が大学を卒業して薬剤師として働き始めた頃は、高血圧の薬を飲んでいた人は今ほど多くはありませんでした。飲んでいても1種類だけ、という人がほとんどだったと記憶しています。科学の進歩に反して、健康になる人は増えていない。何か矛盾しているように感じます。ですが、**安心してください。**

私は、全国の自治体や企業、健康保険組合からの依頼で、20年にわたり**「薬だけに頼らない薬剤師」**として健康講演や研修などをしています。健康診断の数値改善を目的とした講演では、**短期間でよい結果が出て驚かれます。**高血圧などの慢性病といわれている病《やまい》も、日々の取り組みで改善の可能性は十分にあります。ゆえに、聖路加国際病院の名誉院長であ

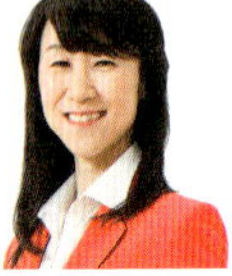

薬剤師・健康運動指導士　長《なが》島《しま》寿《ひさ》恵《え》先生

青森県出身。東京薬科大学卒業。運動指導をしながら薬局に18年間勤務。その後、20年以上にわたり、全国160か所の自治体、企業、健保、学校などで、参加型のアクティブな健康講演を開催。受講者数は8万人を超える。「生活習慣病のうた」など、自ら作詞作曲したオリジナル健康ソングも好評で、健康トーク＆コンサートも開催。企業の働き方改革、健康経営にも力を注ぐ。

日本の伝統文化的な生活習慣が、

られた故日《ひ》野《の》原《はら》重明《しげあき》先生は、「生活習慣病」と命名されたのです。

そして、今、なぜ、日本の伝統文化的な暮らし方・考え方が大切なのか、私の「薬だけに頼らない薬剤師」の経験からお伝えいたします。

私は、薬科大学在学中に、当時アメリカから来たばかりだったエアロビクスに出会いました。**「病気になる前に健康になることが大切」**だと思い、大学に通いながらエアロビクスのインストラクターの資格を得ました。卒業後は、薬剤師として働きながら、早朝と夜にエアロビクスの指導も行っていました。エアロビクスは、ＮＡＳＡの宇宙飛行士の心肺機能トレーニングの一環として開発されました。当時の運動指導は、有酸素運動・筋肉トレーニング・ストレッチの３つが基本でした。年月が経った今でも、高血圧などに対する病院の運動指導の多くは、この３つが中心のようです。

エアロビクスをはじめとした西洋式トレーニングの特徴は、何歩歩いた、何回行った、何キロの重りをつけたなど、負荷をかける「量」を重要視し、体の部分を鍛えます。

それに対して、気功《きこう》・太極拳《たいきょくけん》・ヨガなどのさまざまな**東洋式の運動は、全体を捉《とら》えたゆっくりした動きが中心で、**量を重視しません。この違いは何なのか。のちに漢方薬局でアルバイトをするようになった私は、東洋式の運動に興味を持つようになっていきました。

質を重視して真の健康体に！

その後、日本の伝統文化のひとつである居合《いあい》と出会い、準備運動がないことに驚きました。「武士は準備運動をしていたら切られてしまう」。とっさのときに素早く動けなければ、役に立たないからです。動きの中に準備運動の要素も含まれているのです。

つまり、この日本の伝統文化を生活にとり入れれば、**「日常生活がお稽古」となり、家事や仕事などをしながら高血圧などの生活習慣病を改善**し、体も鍛えることができるのです。

私は現在、宮本武蔵《みやもとむさし》の『五輪書《ごりんのしょ》』の解説書をお書きになり、達人と呼ばれている柳川昌弘《やながわまさひろ》先生の空手道場で、本来の武道の体の使い方を学ばせていただいています。**武道の「量」より「質」を大事にした体の使い方は、真の健康体を作ります。**

そして「日《ひ》の本《もと》の国」である日本では、人々は太陽の動きとともに活動をしてきました。人間中心ではなく、その土地で生かされていること、日々無事に生活できていることに感謝しながら、神棚や仏壇に手を合わせる。こういった**日本の伝統文化的な生き方**もまた、大自然や大切なものと繋《つな》がることで安心感をもたらし、結果として**血圧を安定**させます。

この本では、簡単に1分からでも実践できることをご紹介いたしました。**日本の伝統文化的な生活習慣を思い出し、**日常生活や仕事の中から高血圧を改善していきましょう。

本書の使い方

ヒサエ流 血圧が下がる方法 STEP 1

→ 第1章 (29ページ～)へ

健康増進® メソッド
「うなーじー®」

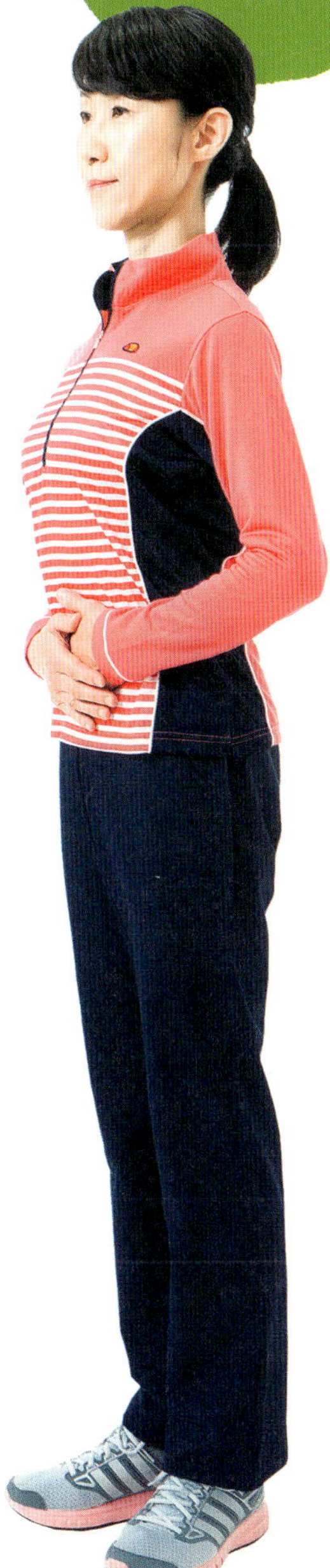

毎日1分、壁を背にして立つだけ!

血管の負担を減らし、血圧が下がるように暮らす。

ヒントは日本の伝統文化に!

現代社会での暮らしは、何かと体に力が入りすぎてしまい、血管にとってはまるで修行の場。姿勢、行動のコツをつかめば、血圧は下がります。ヒントは、自然のリズムと日本の伝統文化。本書で紹介する暮らしのコツ、姿勢、行動の仕方を実践して、無理のない降圧生活を始めましょう。

- **血圧が下がる朝の過ごし方**
- **血圧が下がるよい睡眠のコツ**
- **疲れない、体と血管の負担を減らす姿勢と持ち方** ほか

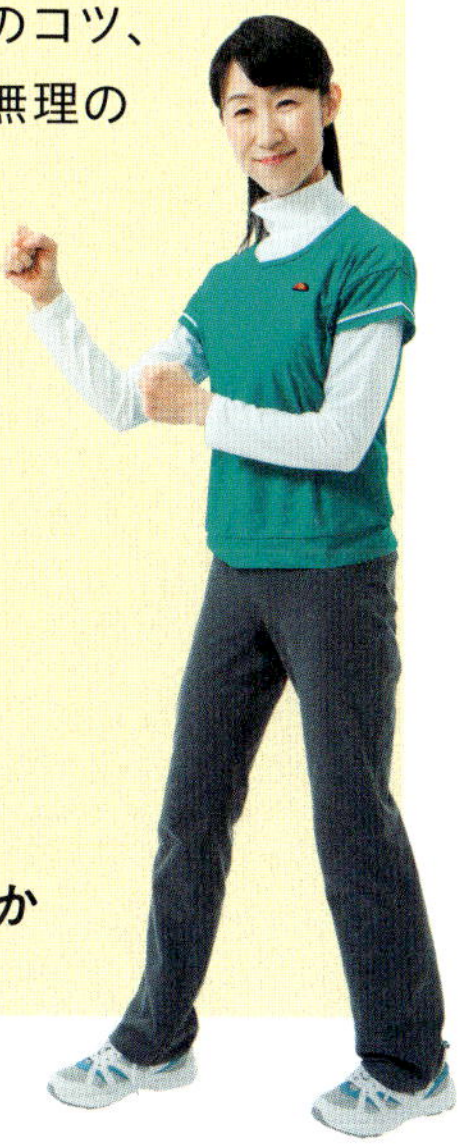

体のゆがみ、強《こわ》張《ば》りをなくすカンタン体操で血圧を下げる。

ヒサエ流
血圧が下がる方法
STEP ②

第2章
（61ページ～）へ

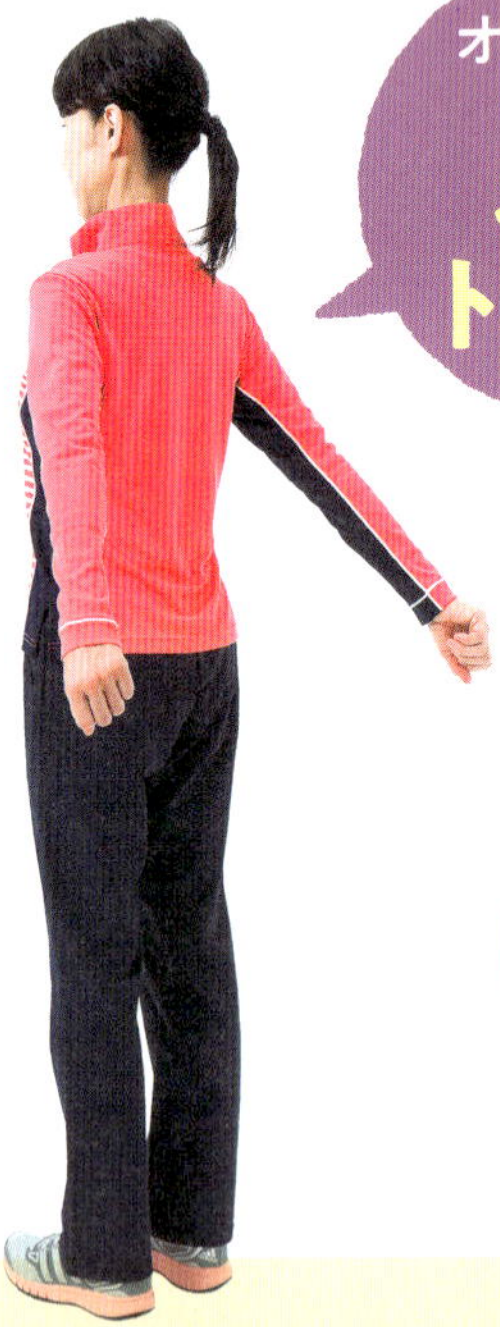

オリジナル体操
お尻トントン

1日10回、たたくだけ!

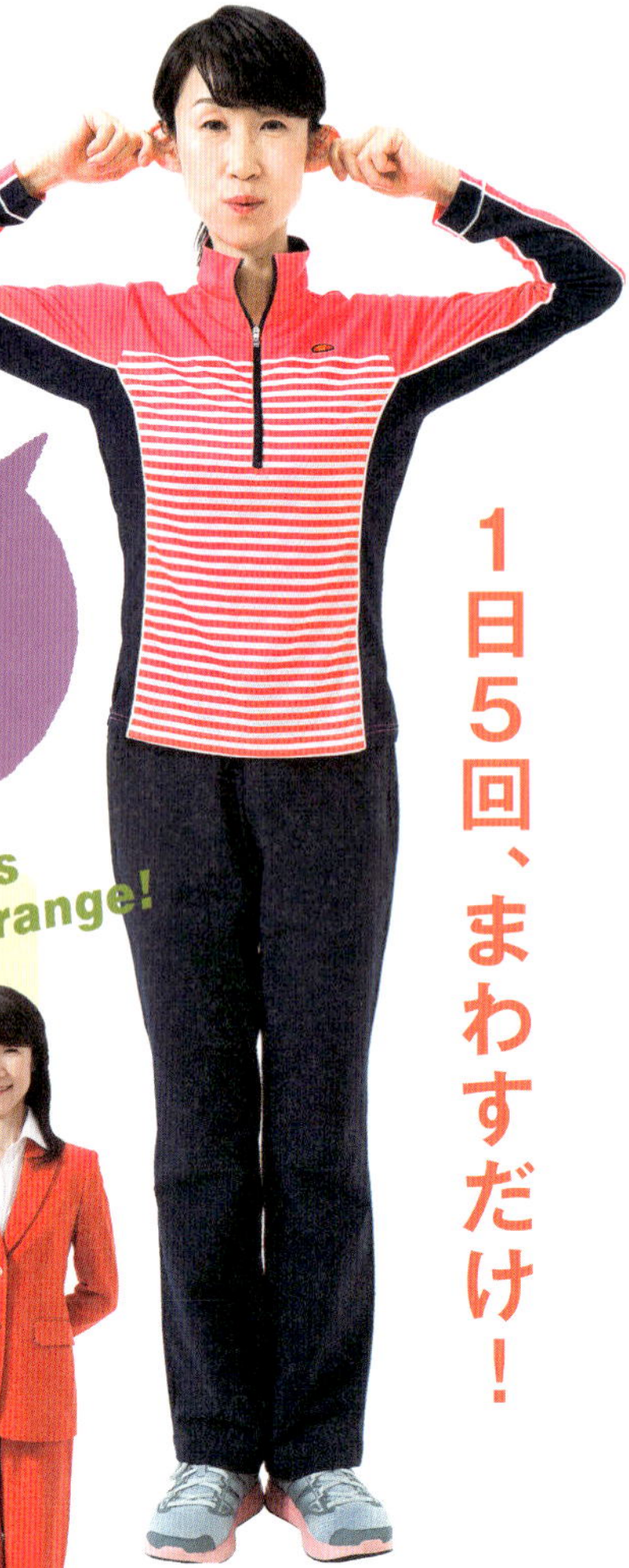

オリジナル体操
お耳まわし

1日5回、まわすだけ!

Let's Charange!

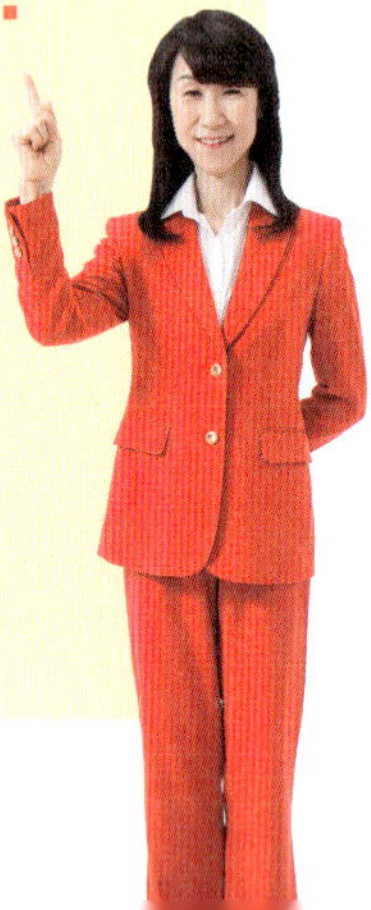

家でも職場でもできる!

血圧を高くしてしまう「体のゆがみ」や「強張り」を解消する、1日1分からできる「血圧が下がる」カンタン体操をご紹介します。全国で行う健康教室でも人気の健康増進®メソッドです。

- **腕さすり**
- **座って腰まわし** など

血液を浄化し、血管をしなやかにする食事で血流を整える。

ヒサエ流
血圧が下がる方法
STEP ③

↓

第3章
(81ページ~)
へ

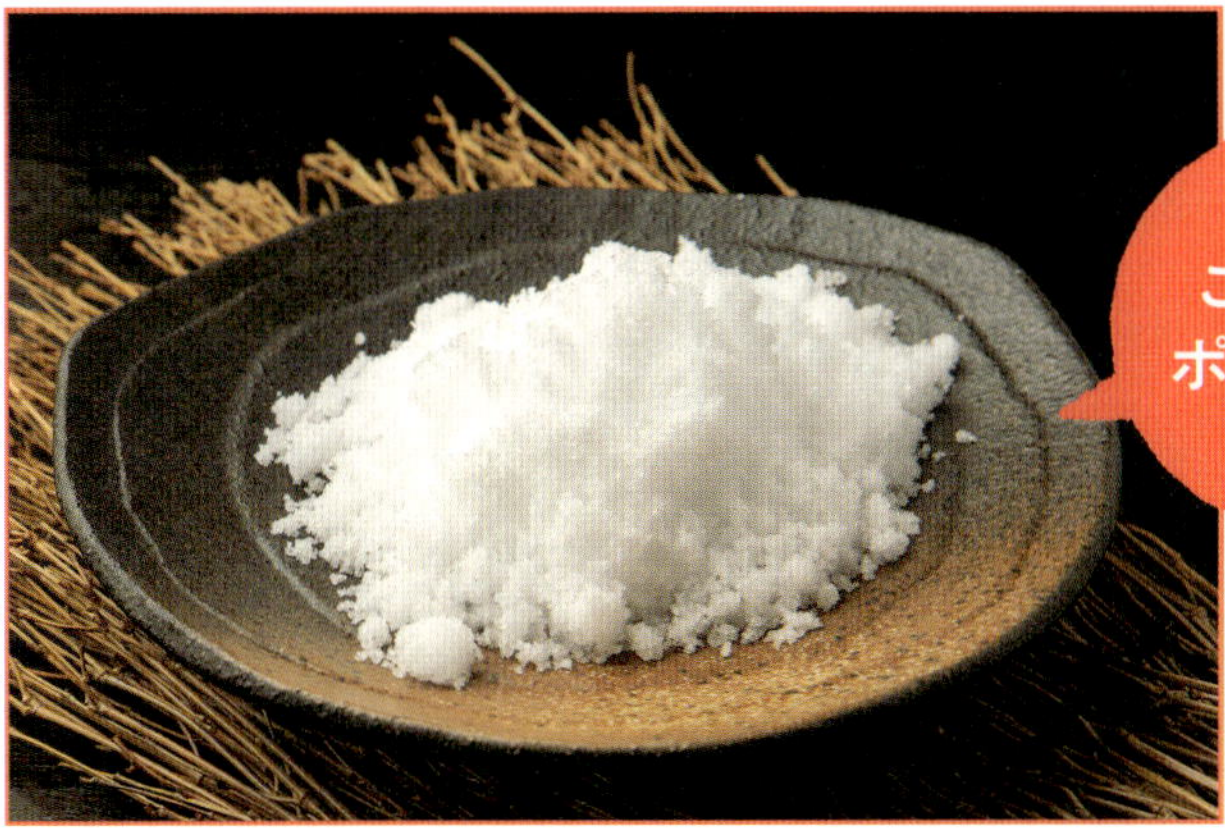

塩のこだわりポイントを解説

日本伝統のみそ汁で健康に!

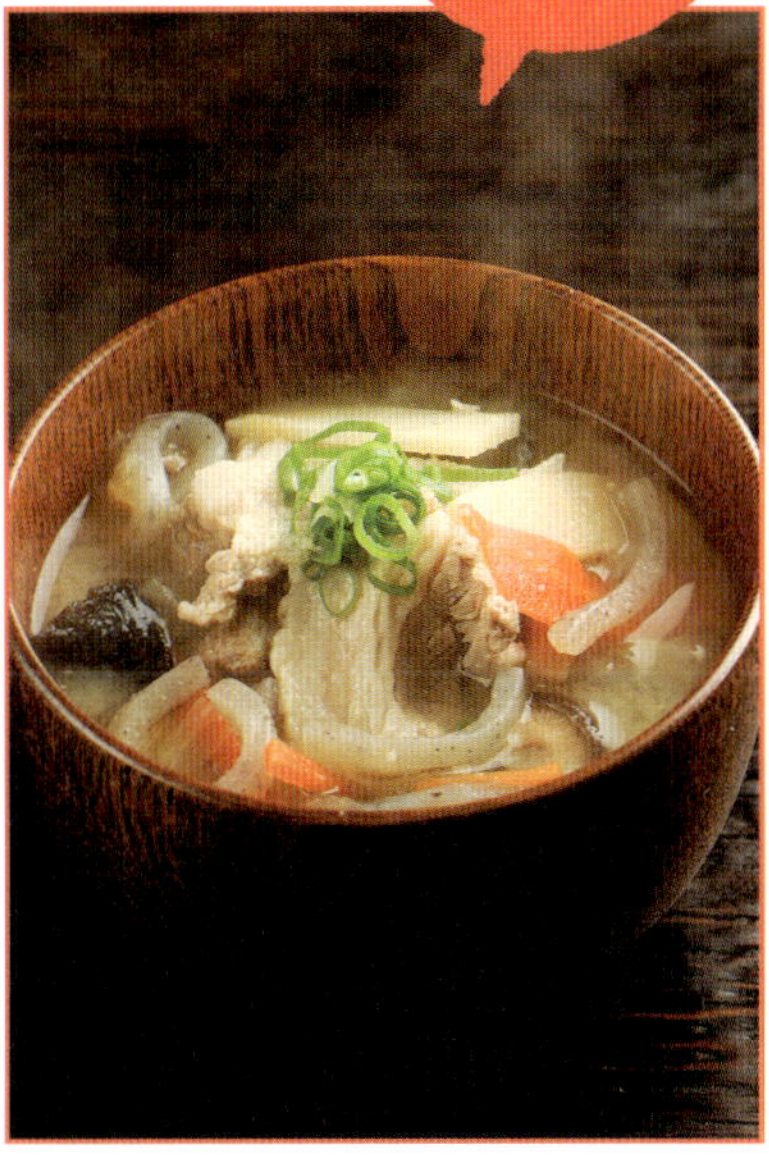

減塩より「こだわる」が正解!

高血圧改善というと「減塩」をすすめられますが、「塩を減らす」より「塩にこだわる」ほうが優先です。また、高血圧でダメージを受けた血管を修復し、弾力性をとり戻すことも大切。積極的にとりたい食材と調理のコツ、オリジナルレシピをご紹介します。

- 血液を浄化する食材
- 血管を守る、強くする食材
- 血流をよくする食材 など

細胞が喜ぶ健康講演に
全国の**8万人**以上が参加

編集部員も改善！

HISAE'S Physical Fitness

うれしい効果体験談

まずは本書でご紹介する
長島寿《ひさ》恵《え》先生の健康法、
「ヒサエ流健康増進®メソッド」で
血圧が下がった方々の
改善効果をご報告します。
編集部のスタッフも実践。
その効果は体感ずみです。

Question

ヒサエ流健康増進®メソッドとは

Answer

東洋医学と武道の智恵をとり入れた薬だけに頼らない健康法

薬剤師としての知識・経験に、東洋医学と武道の智恵をとり入れた「薬だけに頼らない健康法」。「簡単で明瞭で即効性がある」と大人気で、健康講演・教室では募集初日で参加者が定員に達するほど。参加者の数値改善率が2か月で100%に達した自治体も。企業では、「仕事中がお稽古」となる心身の整え方、成果の上がる働き方を指導。独自の職場体操でぶれない軸を作り、健康な社員の育成にも力を注いでいます。

2週間で最高血圧が170台→120台に!!

（72歳・男性）

最高血圧が170mmHgを超え、病院でそろそろ薬を飲んだほうがいいと言われていました。倒れたら家族に迷惑をかけるので、できたら薬を飲まずによくしたいと思っていました。そのようなとき、長島先生に食事のコツやヒサエ流健康体操など教えてもらい、2週間後には最高血圧が120mmHg台に。薬は飲まずに様子を見ることになりました。

高血圧による高脂血症も回避できた！

（59歳・男性）

最高血圧148mmHg、最低血圧112mmHg、半年前の健康診断で「高脂血症の治療を始めたほうがいい」と医者に言われました。食事制限や投薬も覚悟しましたが、長島先生と出会って生活習慣を見直し、ヒサエ流のカンタンな体操を実践。1か月後の再検査では血圧が上下ともに30mmHg前後下がり、治療も不要となりました。

“夫婦一緒にチャレンジ”で夫がみるみる健康体、いびきも減った！

（50歳・妻／52歳・夫）

主人の体調が心配になり、血圧計を購入。血圧を測り始めると、最高血圧が朝は160mmHg、夜になっても140mmHgを超えている日もありました。私は基準値の範囲内でしたが、これはまずいと長島先生の講演に「一緒に行こう」と引っ張り出しました。それから、朝晩毎日一緒に血圧を測り、血圧が下がる食事のコツをとり入れて、体操も行いました。半年続けた現在、夫の血圧は上下とも30mmHgほど下がって安定し、最近では血圧を測るのが楽しそうです。いびきが減ったのも降圧のおかげのような気がしています。

朝と夜の体操と夕食のとり方で
高めだった血圧が60歳目前で“理想値”に

（59歳・男性）

50代になった頃から、健康診断で血圧を測ると、上は140mmHg、下は110mmHgを超えていて、注意を促され続けていました。できる限り健康体で還暦を迎えたいと、長島先生の健康法をとり入れました。ヒサエ流の「血圧が下がる体操」は朝と夜に計20分少々行い、夜遅くに帰宅してからの夕飯をやめ、「夕食は21時まで」を実行、そして「毎食野菜をとる」ことを徹底しました。サラダにかけるのは、お酢か天然成分の塩です。血圧は2週間で上下ともに10mmHg以上下がり、3か月後の今は上120mmHg台、下80mmHg台で安定しています。

高血圧とメタボの悩みが同時に改善
腹囲・悪玉コレステロール値も減

（48歳・男性）

会社の健康診断の結果、最高血圧が150mmHgを超えていたので高血圧に、そして中性脂肪値と悪玉コレステロール値の数値が悪いので、メタボに注意するよう言われました。治すとなると食事制限を強いられ、食べたいものも食べられなくなるかと憂鬱でしたが、長島先生の健康講演に参加してみると、普段の食べ方を少し工夫するのと、体の動かし方に注意をするだけでよいとのこと。これで改善するのかと最初は不安でしたが、コツがあるんですね。1か月後に再検査に行くと改善が見られました。張り切って続けていきます。

血圧とともに減った体重と腹回り 体重−10kg、腹囲−8cmに感涙!!

（45歳・男性）

血圧が高いと検診で忠告されるのはおろか、身長163cmにもかかわらずここ10年で10kg太って体重は70kgに到達。そんなとき、健康管理に対する努力や運動をしない自分に先輩が誘ってくれたのが健康講演です。「適量を考えればお酒も飲んでいい?」「体操もこれだけやればいい?」など驚くことばかり。「今やるしかない!」と己に言い聞かせて徹底的に取り組むと、3か月後、160mmHgを超える日もあった最高血圧は120mmHg台で安定、さらに体重も10kg落ちて腹囲も−8cm。スーツの買い直しは痛かったけれど、感激&感謝です。

家族の低血圧の悩みも3週間で改善 70台の最高血圧が90台まで上がった!

（53歳・女性）

血圧が低いのが悩みでしたが、特に改善策もなく、あきらめていました。そんなときに、高血圧だけでなく“血流を改善できる”と聞いて、血圧の高い家族と一緒に長島先生の健康法にチャレンジしました。すると、ひどいときには70mmHg台が出ることもあった最高血圧が、3週間経つ頃には90mmHg台にまで改善されました。最近、体が軽くなったような気がしたり、必ずといっていいほどひいていた季節の変わり目の風邪にかからなくなったりしたのも、きっと血流が改善されて、血圧が安定したおかげだと、うれしく思っています。これからも家族みんなで、続けていくつもりです。

血圧が下がる生き方　もくじ

序章

知っておきたい血圧のこと

まずは、血圧について知りましょう。
高血圧がよくないということよりも、
なぜ血圧が上がるのかを知っていれば、
下げ方も自然とわかります。

知っておきたい血圧のこと❶

血圧は、全身に酸素と栄養素を行きわたらせる〝生きる力〟のこと

血圧は新陳代謝の原動力
血管は生命維持物質の通り道

私たちの体は、約60兆個の細胞で構成されており、その細胞は日々新しいものに作り替えられています。この体の機能を「新陳代謝」といいます。

血圧はこの新陳代謝の原動力ともいえます。栄養や酸素などが含まれた血液を全身の細胞に届けるため、心臓から血液を押し出す力が「最高血圧（収縮期血圧）」で、体をめぐった血液が心臓に戻ってくるときの力が「最低血圧（拡張期血圧）」です。

果たして、心臓は1日の間に何回くらい収縮と拡張を繰り返しているのでしょうか。目安となるのが、心臓が収縮し、血液を送り出した「拍動《はくどう》の回数」＝「脈拍数（心拍数）」です。脈拍数は血圧計で測ることができます。成人の場合、一般的に安静時は1分間に60回～１００回くらいといわれています。仮に70回として、1日なら70（回）×60（分）×24（時間）で、10万８００回となります。1年なら、10万８００（回）×３６５（日）＝３６７９万２０００回です。体は桁はずれの働きをし、頑張っているのです。

血圧というと、高い、低いなど数値だけが注目されがちですが、栄養や酸素を細胞に運ぶ重要な圧力、生きる力が血圧といえます。

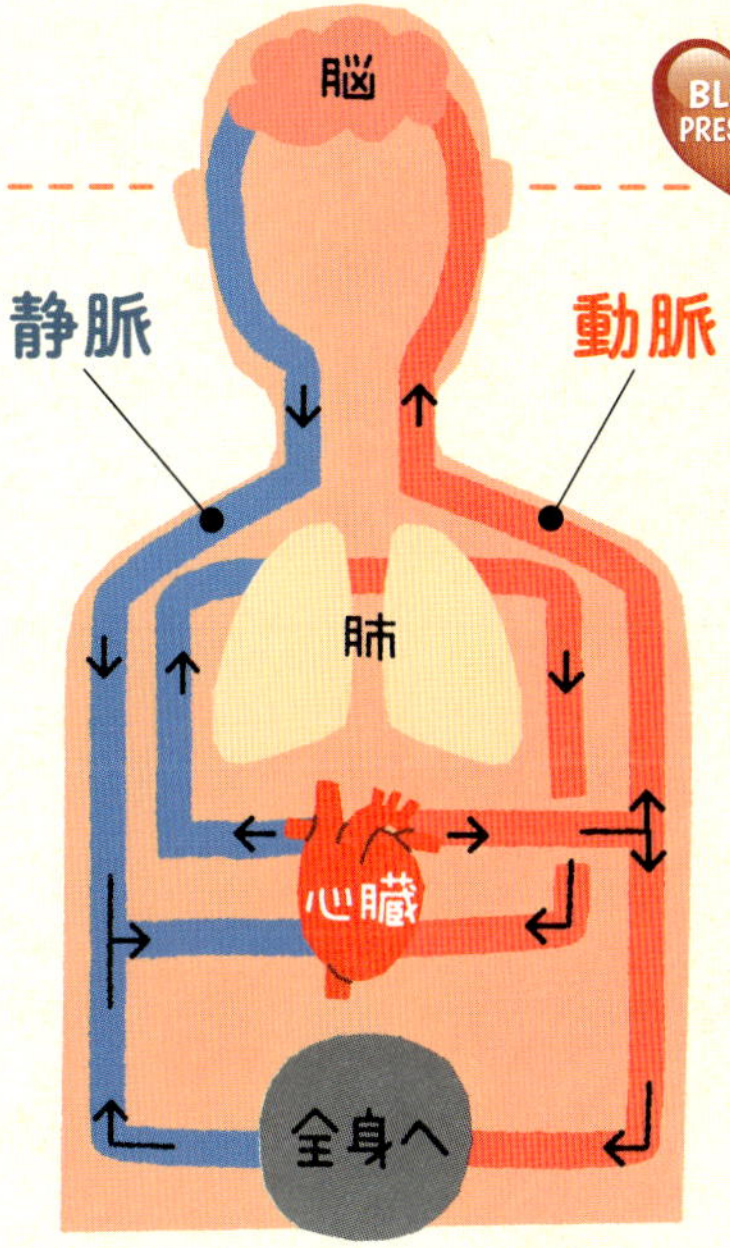

血圧のしくみ

血液にのって酸素と栄養素が全身に送られる

人間の体を流れる血液は、心臓のポンプ機能によって送り出されます。血液は、細胞に酸素と栄養素を届けるために、全身をめぐります。心臓が収縮すると血液が血管に送り出され、全身をめぐったあと、心臓に戻ってきます。このサイクルは、まるで駅伝のようです。元気に飛び出した選手が、沿道の方の声援を受けながら、夢や希望を与え、心臓という中継点まで力をふり絞って走り、次の人にバトンタッチする。そして、次の選手がまた、元気に走り出す。体の中では、この駅伝が休むことなく繰り返されているのです。

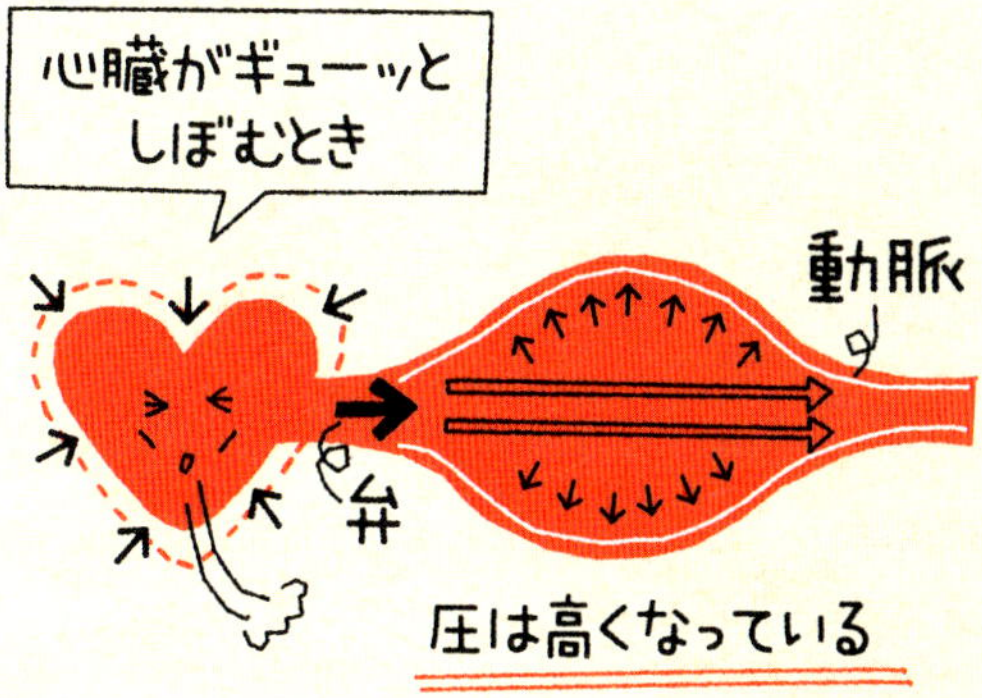

最高血圧とは

最高血圧とは、「収縮期血圧」のことで、心臓が収縮し血管（動脈）に血液を送り出したときの血圧を指します。心臓から血管に大量の血液が流れ込むので、血管を内側から押す「血圧」は高くなります。

最低血圧とは

最低血圧とは、「拡張期血圧」のことで、血液が流れ込んでふくらんでいた血管が、血液を送り終えてもとに戻ってくるときの血圧をいいます。全身をめぐった血液が心臓に戻るため、このときの心臓は拡張しています。

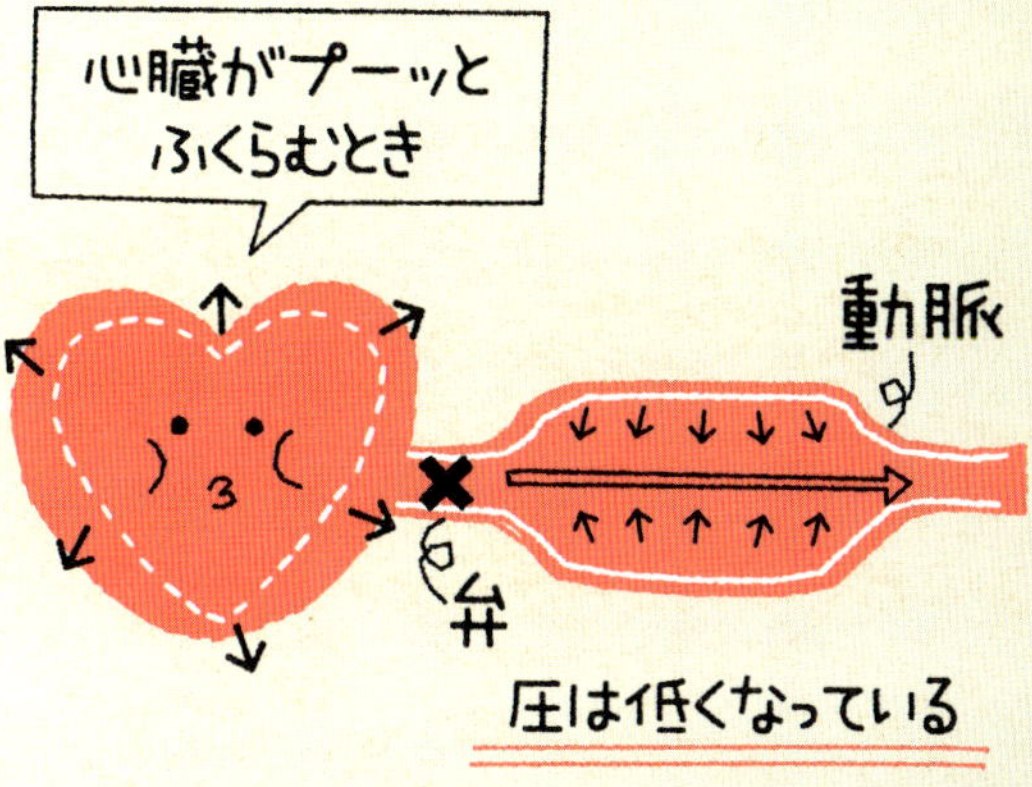

知っておきたい血圧のこと②

血圧の「基準値」は改善方法の目安 指導を受ければ十分に回復できる

毎日の測定を習慣にし「いつもとの違い」に注目

　厚生労働省の特定健康審査（特定健診）（※1）では、血圧の適正値を、最高血圧129㎜Hg以下、最低血圧84㎜Hg以下としています。ただし、この基準値を超えたらすぐ薬を飲まなければならないというのではなく、数値によって「運動や食事などについての保健指導を受けてください」、または「病院で指導を受けてください」といった、改善のためのフォローが示されています。

　それに対して、日本高血圧学会では、何らかの原因で血圧が高く、病院を受診した人を対象に、「診察室血圧」と「家庭内血圧」の両方による高血圧の基準値を設けています。つまり、一般の方々と血圧が高くて受診した場合での基準値判断は多少異なります。

　ここで心得ておきたいことは、血圧は体質によって「少し高め」や「少し低め」でバランスがとれている人もいるということ。大切なのは、数値だけを気にして何度も測るのではなく、数値と体調とを比較し、「今日は異常に高い」「今日は高めで、首の後ろが強張《こわば》っている。息切れして疲れやすい」など、体が発している「いつもと違うこと」に気づくことなのです。まずは、毎日の血圧測定を習慣にしましょう（測定法は103ページ）。

※1／厚生労働省が生活習慣病予防のために40〜74歳までの方を対象に行う健診。動脈硬化を進行させないように、メタボリックシンドロームに注目して行われます。

特定健診の判定基準値（mmHg）

分類	適正	保健指導が必要	要受診
最高血圧（収縮期血圧）	129 以下	130 以上 139 以下	140 以上
最低血圧（拡張期血圧）	84 以下	85 以上 89 以下	90 以上

日本高血圧学会の判定基準（mmHg）

分類	診察室血圧			家庭内血圧		
	最高血圧（収縮期血圧）		最低血圧（拡張期血圧）	最高血圧（収縮期血圧）		最低血圧（拡張期血圧）
正常血圧	120未満	かつ	80未満	115未満	かつ	75未満
正常高値血圧	120～129	かつ／または	80未満	115～124	かつ／または	75未満
高値血圧	130～139	かつ／または	80～89	125～134	かつ／または	75～84
Ⅰ度高血圧	140～159	かつ／または	90～99	135～144	かつ／または	85～89
Ⅱ度高血圧	160～179	かつ／または	100～109	145～159	かつ／または	90～99
Ⅲ度高血圧	180以上	かつ／または	110以上	160以上	かつ／または	100以上

※赤字部分が一般的にいう高血圧（日本高血圧学会「高血圧治療ガイドライン2019」より）。
※「診察室血圧」とは、医療機関で測定する血圧のこと。白衣高血圧といわれるように、医師の前でだけ血圧が上がってしまう人もいるため、自宅で測定した「家庭内血圧」の目安も併記されています。

知っておきたい血圧のこと③

頑張り続ける体の機能 血圧は感情、急な動作、時間帯でも変化

生きるための手段として血圧が頻繁に上がる

人類が昔、狩りをして食物を得ていた時代は、獲物を捕らえなければ食べ物がなく、餓死してしまう状況でした。そのとき体は、狩りに集中し生命の危機を避けるため、血液量を増やして血圧や血糖値を上げ、筋肉など必要なところに血液を届け、身体能力を上げていました。

また、強いストレスを受けたときも、心身を守るために、体は血圧を上げようとします。一方、食事が終わり、リラックスする時間になると血圧は下がります。私たちの遠い先祖もそのようなシステムのおかげで、体の機能を調節しながら生き延びてきたのです。

血圧調整のために働き続ける体の機能

血圧は、高すぎると血管が傷つき、心不全や脳卒中などの二次的な危険性が心配されます。一方、血圧が低すぎると栄養や酸素が行きわたらず、不調が増えます。

また、血圧は、朝と夜などの時間帯、季節の変化、ストレスや体調、急激な動作によっても変動します。

それに対して、私たちの体には、数々の血圧を調節する機能があります。

「心臓はポンプ機能で調整しよ

血圧を調整する体の機能の例

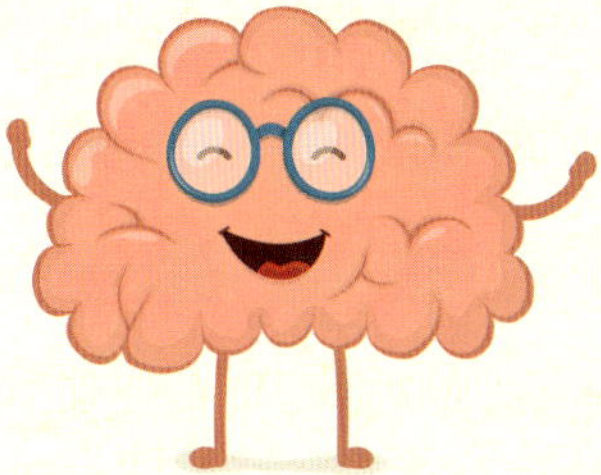

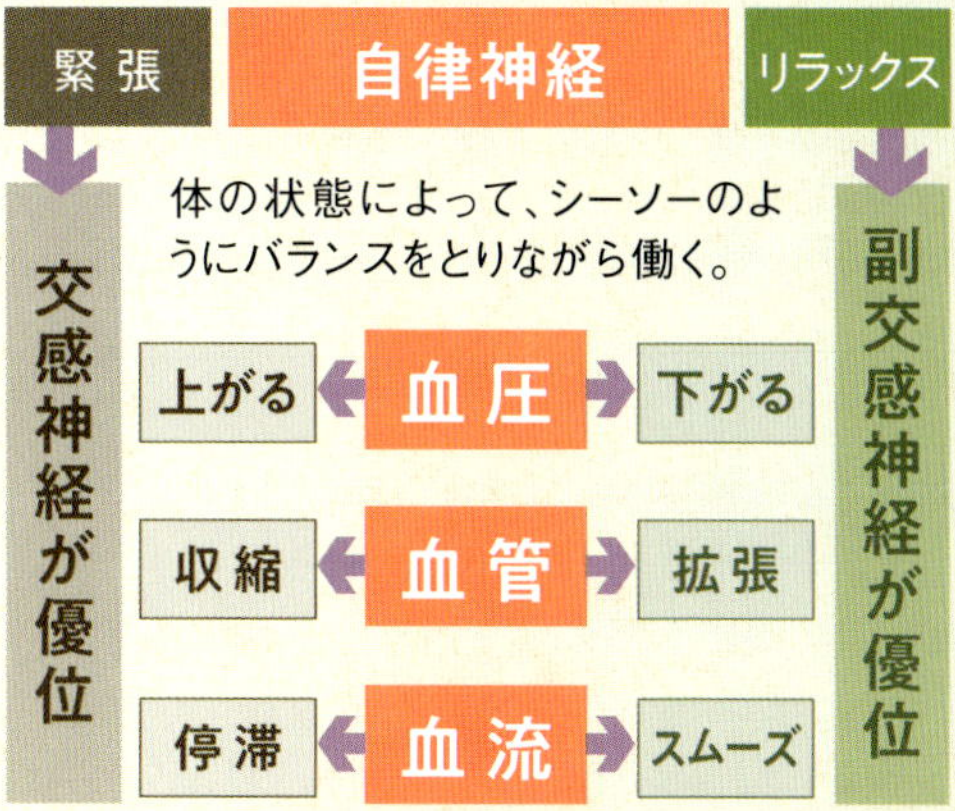
緊張
自律神経
リラックス
交感神経が優位
体の状態によって、シーソーのようにバランスをとりながら働く。
副交感神経が優位
上がる
血圧
下がる
収縮
血管
拡張
停滞
血流
スムーズ

自律神経

脳の中の視床下部・前帯状回・大脳辺縁系の一部で、呼吸や体温、心拍数、血圧などほぼすべての生体活動を調節する神経。

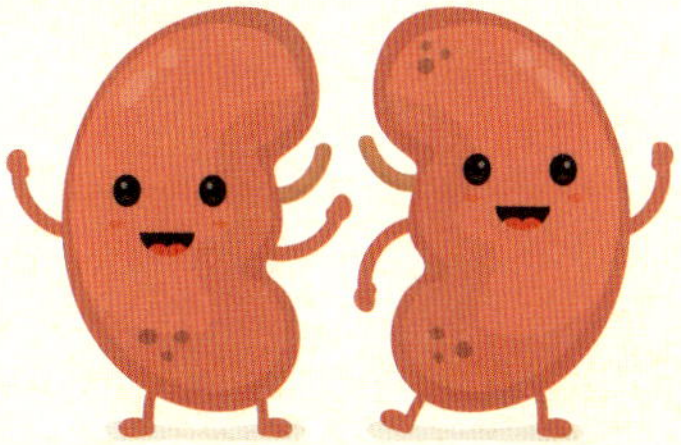

腎臓

血圧調整の手助けをする酵素「レニン」を生成、分泌します。血液を作るホルモン「エリスロポエチン」など。

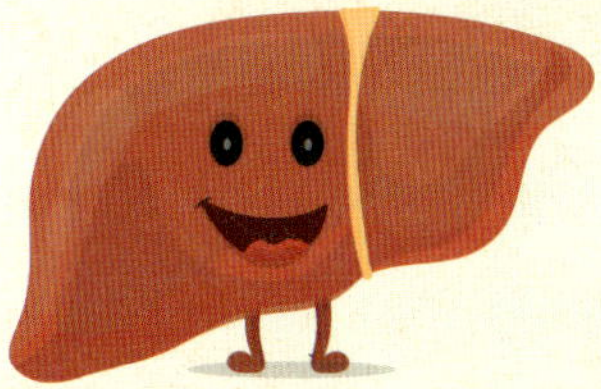

肝臓

腎臓から分泌される酵素「レニン」の力で活性化し、血管を収集させて血圧を上昇させるホルモン「アンギオテンシノーゲン」を分泌します。

うとする」「自律神経は交感神経と副交感神経のバランスをとり、心拍数や血圧を調整しようとする」「腎臓や肝臓は、ホルモンや酵素の増減で、血液量や血圧を変動させる」「血流量は血管の自己調整で保たれる」など。

こんなに頑張っている体に応えるため、私たちも「運動」「食事」「休養」などの「生き方」で、血管に負担をかけないように取り組むことが大事です。

たとえ血圧がどのような数値であったとしても、改善をあきらめることはありません。なぜなら、高血圧は生活習慣病であり、多くの原因は心がけ次第で改善できるからです。

高血圧で怖いのは脳・心臓・腎臓の合併症

高血圧を放置すると起こりうる合併症とは

高血圧が続くと、血管が狭く硬くなる「動脈硬化」が進行し、血管がつまったり破れたりしやすくなります。

動脈硬化によって最も危険にさらされるのは「脳」の血管です。脳の血管がつまる「脳梗塞《こうそく》」、脳の血管が破れて出血する「脳出血」、脳の動脈が破裂して起こる「くも膜下出血」を総称して「脳卒中」と呼びますが、その患者数は１１７万９０００人とされます。

動脈硬化は心臓にも悪影響を及ぼします。高血圧に対抗しようと無理を続けた心臓が肥大し、機能を低下させてしまう「心不全」や、心臓内で一時的に血流が途絶える「狭心症」、心臓の血管に血のかたまりがつまる「心筋梗塞」などの「心疾患」の患者数は、１７２万９０００人を数えます。

また、高血圧は血液中の老廃物をろ過する「腎臓」の機能を低下させます。腎臓の機能は一度失われると回復が見込めない場合が多く、機能低下の状態が続く病《やまい》を「慢性腎臓病」と呼びます。新たな国民病とも呼ばれ、その患者数は１３３０万人にものぼります。

また、血圧測定では最高・最低血圧に加え、上下の血圧差にも注目を。差が51～59ある場合は、動脈硬化予備軍となります。

※高血圧が引き起こす主な疾患の患者数は、いずれも平成26年10月時点のもの。日本高血圧学会『高血圧治療ガイドライン2014』、厚生労働省「平成26年患者調査の概況」より。

高血圧が続くと発症する病

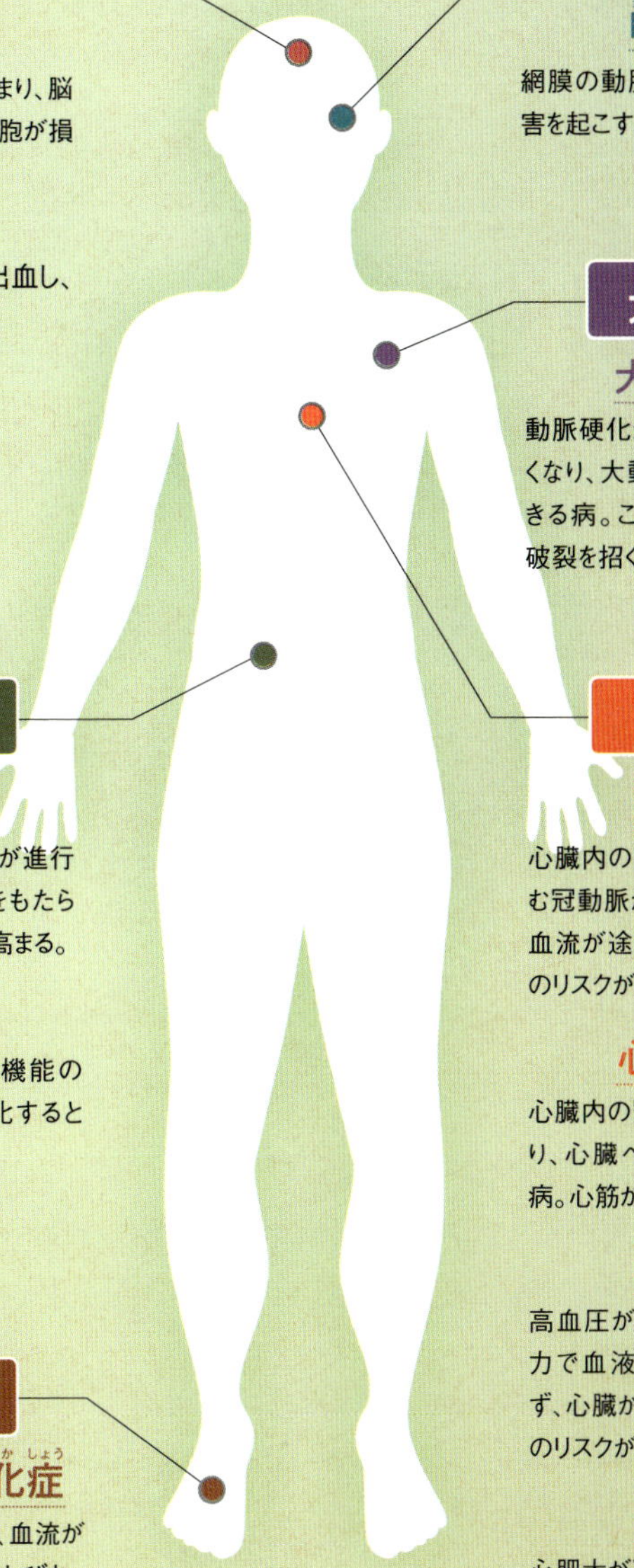

脳《のう》

脳梗塞《のうこうそく》

脳内の血管に血栓がつまり、脳への血流が途絶え、脳細胞が損傷する。

脳出血

脳内の血管が破れて出血し、脳細胞が損傷する。

腎臓《じんぞう》

腎硬化症《じんこうかしょう》

腎臓の血管の動脈硬化が進行し、腎臓の働きに障害をもたらす病。腎不全《じんふぜん》のリスクが高まる。

腎不全

腎硬化症が進行し、腎機能の働きが低下する病。悪化すると人工透析が必要になる。

動脈（末梢《まっしょう》）

閉塞性動脈硬化症《へいそくせいどうみゃくこうかしょう》

末梢の動脈硬化が進み、血流が悪化する病。脚の痛みやしびれ、間欠性跛行《かんけつせいはこう》などを起こす。

眼《め》

眼底《がんてい》出血

網膜の動脈から出血し、視力障害を起こす。

大動脈《だいどうみゃく》

大動脈瘤《りゅう》

動脈硬化が進行して血管が弱くなり、大動脈にこぶ（瘤）ができる病。こぶが原因で血管の破裂を招く。

心臓《しんぞう》

狭心症《きょうしんしょう》

心臓内の筋肉に血液を送り込む冠動脈が狭くなり、一時的に血流が途絶える病。心筋梗塞《しんきんこうそく》のリスクが高まる。

心筋梗塞

心臓内の冠動脈に血栓がつまり、心臓への血流が途絶える病。心筋が損傷する。

心肥大《しんひだい》

高血圧が続き、つねに強い圧力で血液を送り出さねばならず、心臓が肥大する病。心不全《しんふぜん》のリスクが高まる。

心不全

心肥大が進むことで、心臓の機能が低下する病。

知っておきたい血圧のこと⑤

薬だけに頼らず、自然治癒力《ちゆりょく》を高めることが大切

薬には必ず副作用がある 血圧の下がりすぎに注意

心拍出量《しんはくしゅつりょう》（1分間に心臓が送り出す血液の量）が多い状態や、血管抵抗性（血液の流れにくさ）が高い状態＝高血圧が続くと、血管が狭く、硬くなる「動脈硬化」が進行します。すると、前ページにある重篤な症状を引き起こしてしまいます。

そこで、医療機関を受診した場合、血圧が高すぎるときには、薬が出されることがあります。薬は心拍出量を減らしたり、血管抵抗性を減らすなどして、血管への負担がかからないように作用します。ここで大事なことは、薬が症状をおさえている間に、運動や食事、休養などで、「自然治癒力」を高めるということです。また、薬には効き目がある反面、必ず副作用があるということも知っておきましょう（25ページの表参照）。薬で血圧が下がりすぎていないか、注意しておくことも必要です。今まで薬だけに頼っていた人が、運動や食事、睡眠などの生活習慣を改善すると、血液の質や量、血管の状態が改善されます。これは体が本来持っている治す力＝「自然治癒力」が高まっているとてもよい状態です。薬だけに頼らず、体本来の力でよい状態を維持することが本当の健康なのです。

自然治癒力が高まってくると、

BLOOD PRESSURE

高血圧の主な薬と副作用

高血圧の治療に用いられる主な薬（降圧薬）を紹介します。

薬の種類	主な作用	主な副作用
カルシウム拮抗剤《きっこうざい》	血管を拡げて血圧を下げる。	動悸《どうき》、頭痛、ほてり、むくみ、歯肉増殖など。
ARB（アンジオテンシンII受容体拮抗薬）	血管の収縮を抑え、血圧を下げる。	めまいなど。妊娠中、授乳中の服用はできない。
ACE阻害薬（アンジオテンシン変換酵素阻害薬）	血圧を上げる働きを持つ成分を抑制し、血圧を下げる。	空咳、血管性浮腫《ふしゅ》（むくみ）、味覚障害など。妊娠中、授乳中の服用はできない。
利尿薬《りにょうやく》	体内の水分や塩分（ナトリウム）の尿からの排泄を促し、血圧を下げる。	低カリウム血症、耐糖能異常、脂質代謝異常、高尿酸血症など。
β遮断薬《しゃだんやく》	血管を拡げ、心拍出量（心臓が送り出す血液量）を減らし、血圧を下げる。	脈拍数の減少、糖や脂質の代謝への悪影響など。

※出典：『高血圧治療ガイドライン2019ダイジェスト』日本高血圧学会高血圧治療ガイドライン作成委員会編（ライフサイエンス出版）、『よくある副作用症例に学ぶ降圧薬の使い方　改訂4版』後藤敏和・鈴木恵綾著（金芳堂）を参考に作成。

ときおり薬が効きすぎることがあります。低血圧のようなめまいや立ちくらみ、血圧が低すぎるなどの症状が出た場合は医師に相談してください。減薬や断薬の指導があることでしょう。毎日血圧を測定していると、自然治癒力が高まってきたときの体の変化にも慌てることなく対応できます。

正しい生活習慣の指導によって、ほとんどの高血圧は改善が可能です。聖路加国際病院名誉教授でいらした、故日野原重明《ひのはらしげあき》先生がその予防のために命名してくださった「生活習慣病」は、生活習慣の乱れが原因です。高血圧も、生活習慣を変えればよくなる可能性が十分にあるのです。

知っておきたい血圧のこと6

高血圧の9割近くは生活習慣の〝乱れ〟が影響

ほとんどの高血圧は生活の見直しで改善する

高血圧には2つのタイプがあります。ひとつめは、病気が原因で起こる「二次性高血圧」です。慢性腎臓病が影響する腎性高血圧、腎血管性高血圧や、ホルモンの異常による内分泌性高血圧などがあり、その原因に合わせて治療に取り組むことが必要です。

もうひとつは、原因の明らかでない「本態性高血圧」です。

健康診断などで高血圧と診断される方のほとんどがこちらで、高血圧の9割を占めます。「本態性高血圧」の原因は明らかではありませんが、遺伝的要因、環境的要因（運動不足・食べすぎ・塩分のとりすぎ・ストレス・喫煙・お酒の飲みすぎ、睡眠不足などの生活習慣）、加齢といったことが原因として考えられます。

ただ、遺伝といっても体質的なことではない場合もあります。例えば、父親が甘味好きで、家族みんなが食後に甘いものを食べる習慣がある。母親がイライラしやすく（ストレスを感じやすい）、子どもの性格が似ているなど。生活習慣や考え方のくせが高血圧体質を招いていた恐れもあります。

家族も高血圧気味だから、遺伝だからとすぐにあきらめることなく、ご両親の生活習慣などを分析してみましょう。

BLOOD PRESSURE

高血圧の原因になりうる生活習慣

下記のような生活習慣の乱れの結果、高血圧とともに肥満になりがちです。肥満気味の方は、血圧と合わせ、体重管理にも注意しましょう。

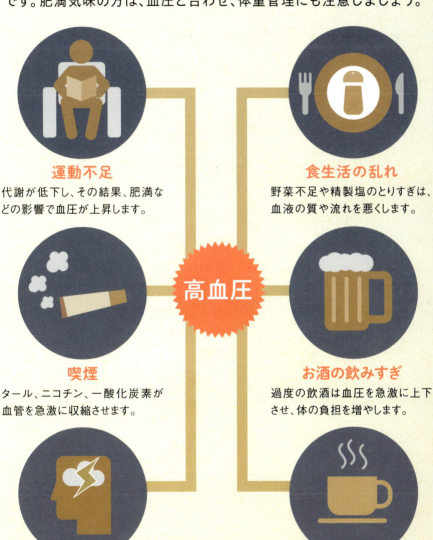

運動不足

代謝が低下し、その結果、肥満などの影響で血圧が上昇します。

食生活の乱れ

野菜不足や精製塩のとりすぎは、血液の質や流れを悪くします。

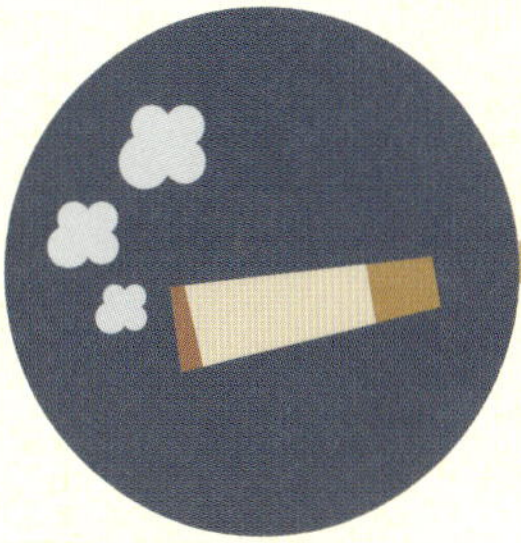

喫煙

タール、ニコチン、一酸化炭素が血管を急激に収縮させます。

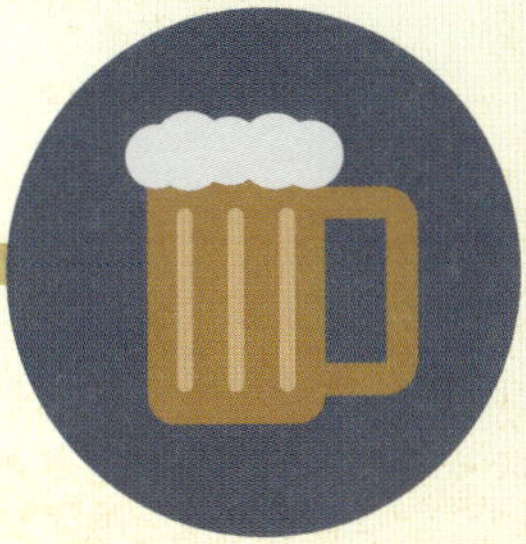

お酒の飲みすぎ

過度の飲酒は血圧を急激に上下させ、体の負担を増やします。

ストレス

ストレスの影響で交感神経が働き続け、血圧が上昇します。

睡眠不足

副交感神経の出番が減り、血圧が上昇した状態が続きます。

COLUMN 1

楽しく体を動かしながら生活習慣病を改善しよう

生活習慣病のうた

作詞・作曲／長島寿恵

難しく考えがちな「生活習慣病の改善のコツ」をわかりやすく歌っています。

1

血圧が高めの時には　からだの声を聴いてみよう
寝不足　冷え　ストレス　食べ過ぎ
イライラしてないですか
なぜその時からだは　血圧上げようとするのか
大切な内臓　脳　手足に
血液届ける為に　がんばっているから

2

コレステロールは体にとって
なくてはならないものなんです
でもバランス崩すと悪さする
生活習慣大事です
油の種類　摂り方　腹八分よく歩く
動き方　食べ方　生き方
動脈硬化がやわらいでいく

LINE登録で特典動画が見られます！

※QRコードをスマートフォンで読み込むと、LINEの登録画面が表示されます。※登録後、合言葉「ヒサエ流」を返信してください。

3

血糖値が高めの時は
デトックスから始めてみよう
汗かいて息吐いて便り出す
ストレス発散ためないで
野菜から食べる　よく噛んで　感謝して食べる
動き方　食べ方　生き方
新陳代謝がよくなっていく

4

生活習慣変えるだけで
からだの調子が良くなっていく
睡眠　呼吸　生きがいもって
何か一つ始めてみよう
あなたの中にある治す力思い出して
動き方　食べ方　生き方
あなたが輝いて健康になる
あなたが輝いて健康になる

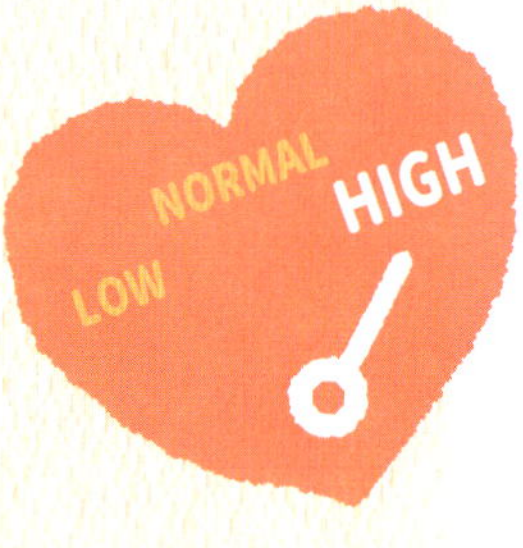

第1章

血圧が下がる生き方

血圧はさまざまな要因で上がります。
特に、現代社会では至るところに
血圧アップのスイッチがあります。
実は、それらのスイッチを避けて、
「血圧が下がるように生きる」ことは、
とても自然で簡単なこと。
この章では、血管に負担をかけず、
血圧が下がるように暮らす
コツを紹介していきます。

血圧が下がる生き方のコツ 1

自然のリズムに合わせて生きる

太陽の動きに合わせた早寝早起きで血圧が整う

漢方医学では、**「大自然の中の小自然が人間である」**と捉えます。まず、大自然が始まり、その後に人類が誕生した。つまり、私たちは大自然の動きの中で生かされている小自然だと考えるのです。

人間が大自然の一員ということは、血管が拡張と収縮を繰り返して血流を維持する、その源となっているのも、規則正しく営まれている大自然の動きということになります。よって、**「自然のリズムに逆らわずに生活していると、体のさまざまな機能が整い、高すぎた血圧も下がる」**というシンプルな答えが出てきます。

実際、朝、太陽が昇ってくると、交感神経が優位になり、血圧が上がってきます。そして、夕方になり太陽が沈むと、体を休めるために、副交感神経が優位になって血圧が下がってきます。

このように、1日の中でも血圧が変動していることを理解し、それに合わせたメリハリのある生活をすることは、血圧を整える上での基本のキとなります。

特に、日本は「日《ひ》の本《もと》の国」です。私たちの祖先は、太陽の光とともに生活させていただき、大自

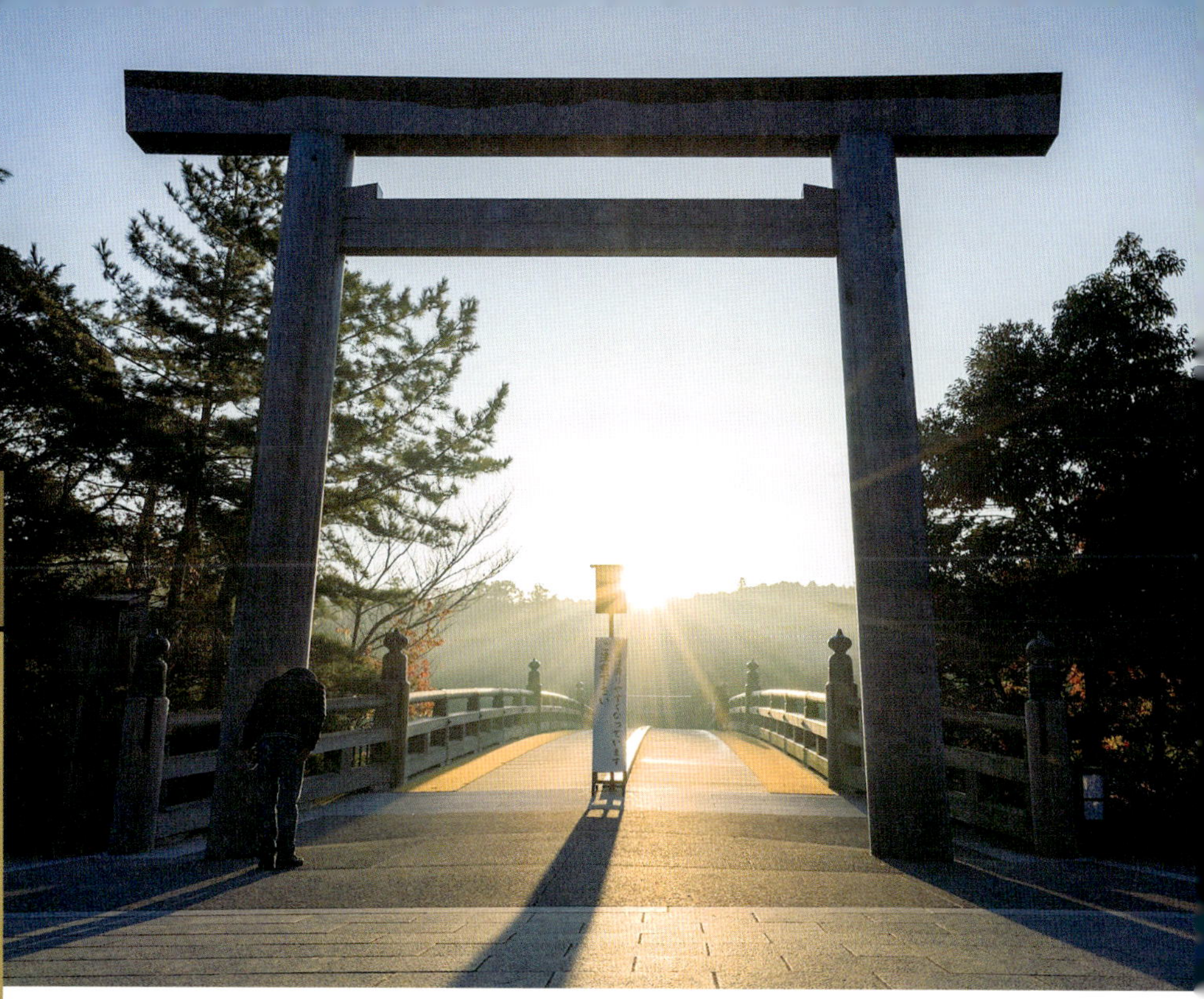

伊勢神宮 内宮・宇治橋の朝日

伊勢神宮の神域を流れる五十鈴川にかけられた宇治橋。冬至の時期には、宇治橋のちょうど中央の延長線上に朝日が昇り、天照《あまてらす》大《おお》御《み》神《かみ》の御神威を感じるような荘厳な光景が見られます。

然に対する感謝の気持ちを忘れずに日々を過ごしてきました。

日本人の心のふるさとといわれる伊勢神宮、その参道にあるおかげ横丁では、「太陽が昇るとともに商売を始め、太陽が沈むとともに終える」という、昔ながらの文化が受け継がれています。

自然のリズムに合わせるためには、「早寝早起き」がコツとなります。まずは、早起きのほうから意識してみましょう。日の出の時間は季節によって変わりますが、おおむね、5時〜7時くらいの間を目安に起きるようにするとよいでしょう。また、朝、目覚めてからの過ごし方にもコツがありますので、次ページから紹介していきます。

血圧が下がる朝の過ごし方❶

朝の1分 布団の中で体さすり

ゆっくり目覚めさせて血管の負担を減らす

朝、血圧が高めだと慌てる人も多いですが、1日のスタートである**朝は、血圧が上がる**仕組みになっています。私たちの体は、お休みモードから、活動モードにスイッチを切り替えるため、ホルモンを分泌し、「朝です。起きてください！」と目覚めさせようとするからです。よって、朝は血圧が少し高めになるのです。

また、「今日は○○をしなければ！」と急に起きたり、朝からあくせくしていると、血圧が急激に上がりすぎてしまいます。**急な上昇は血管に負担をかける**ので、体によいことではありません。

朝はまず1分、ウォーミングアップの**「布団の中で体さすり」**をしてから起き上がるようにすると、**毛細血管の血流をゆるやかに促し、血管への負担が減ります。**

ただし、毎朝血圧を測定する中で、高すぎる日、高くて首の後ろや肩が強張《こわば》っている日は注意が必要です。前日に①～③のような、血圧が上がってしまうことがなかったかを振り返りましょう。
①夜遅くまで食べすぎなかったか。
②強いストレスを感じなかったか。
③就寝時間が短くなかったか。また、疲れはきちんととれているか。
「血圧上昇」の原因を探り、今後に役立てましょう。

BLOOD PRESSURE

合計1分! 朝の体さすり

朝目が覚めたら、布団を出る前に約1分程度のウォーミングアップを。下のような軽い体操がおすすめ。ひとつでも2つでもOKです。

1 腕さすり

指先から手の甲、手のひらをさすり、前腕、二の腕までをさすり上げたら終了。もう片方の腕も同様に行います。

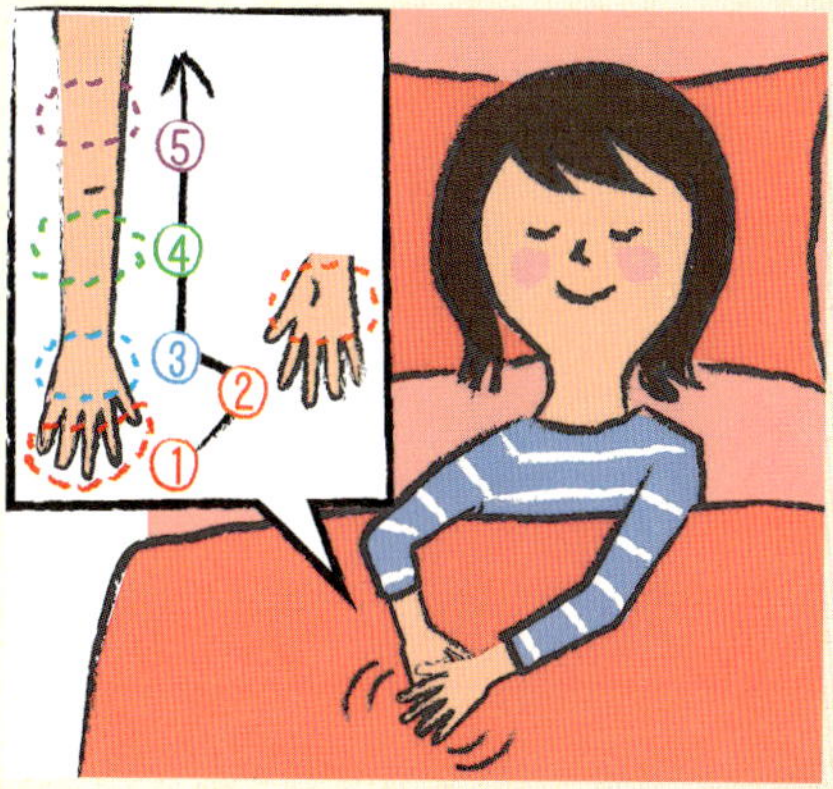

2 顔さすり

鼻のまわりをさすり、徐々に範囲を広げて、ほほや額《ひたい》までをさすりましょう。

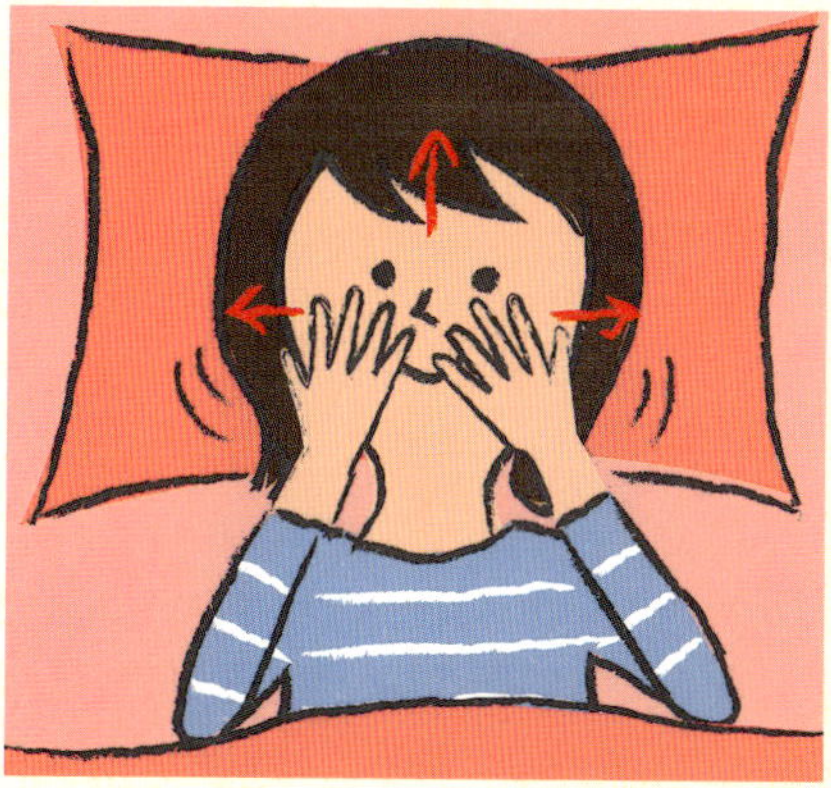

3 ひざ立て脚倒し

横になったまま、両ひざをそろえて立て、左右に各5秒くらいずつゆっくり倒しましょう。

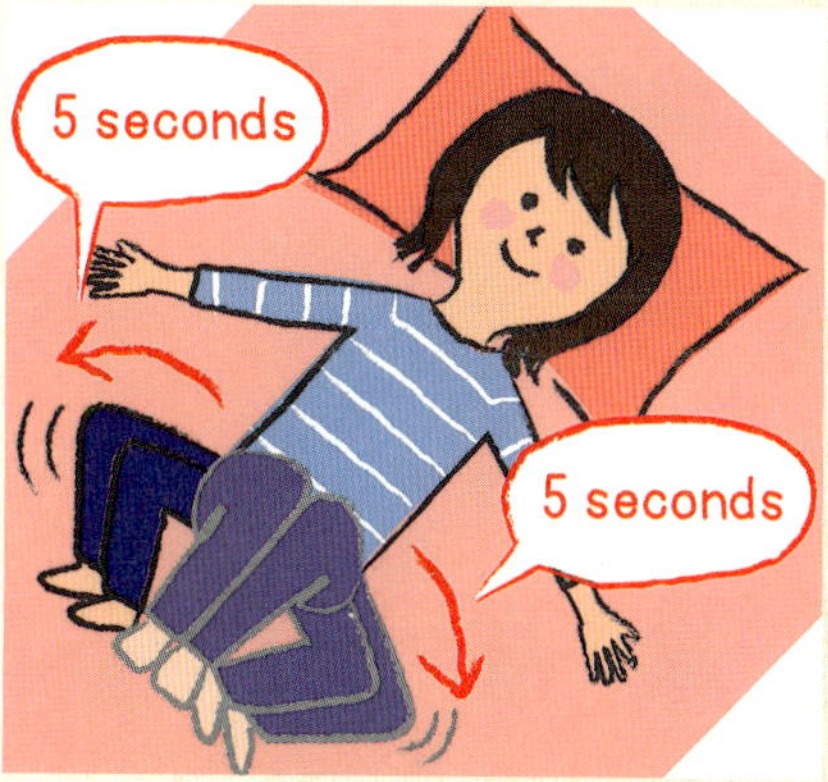

4 金魚体操

横になったまま、腰をゆっくり左右に動かし、体をゆらゆら揺すりましょう。

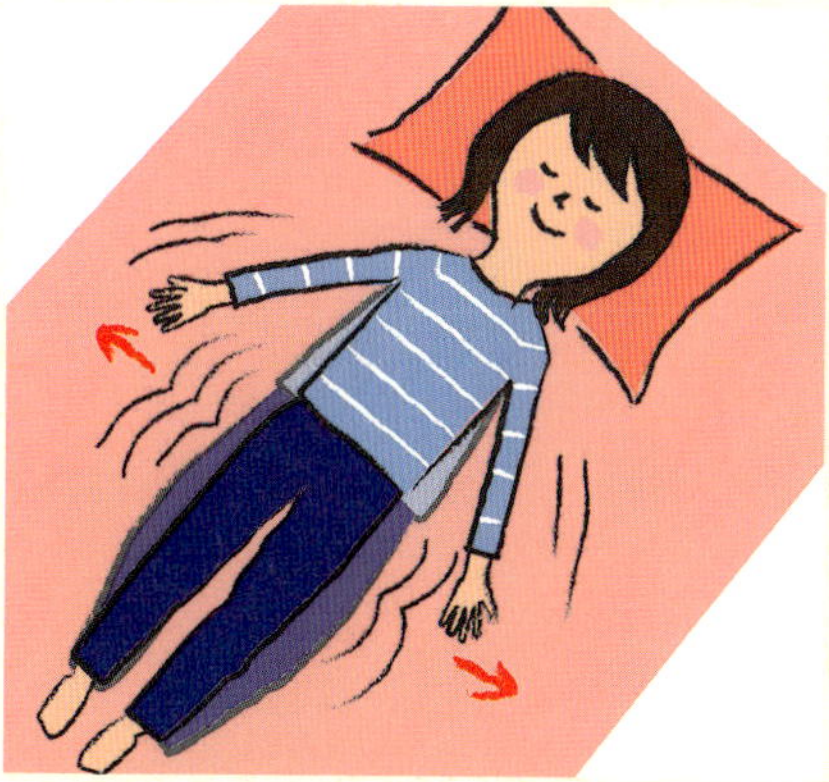

血圧が下がる朝の過ごし方❷

朝の太陽の光を浴びる

カーテンを開け日の光を浴びながら活動を

朝、活動を始める前にはカーテンを開け、朝日を浴びましょう。**太陽の光を感じることで、自然のリズムに合った、人間に備わる24時間周期の体内時計が整います。**

朝の太陽の光を浴びると、体内では「幸せホルモン」とも呼ばれる**セロトニンが分泌**されます。このセロトニンが脳と体を覚醒させ、自律神経を整えます。このとき、体内時計がリセットされ、睡眠・覚醒の正常なリズムが生まれ、夜もぐっすり眠れるようになります。**セロトニンが持つ心の安定を保つ働きと質のよい睡眠の効果があいまって、血圧が安定します**（睡眠については38ページ）。

また、太陽の光を浴びるとビタミンDの生成が促進されます。ビタミンDはカルシウムの吸収を助けて骨を強くし、骨粗しょう症の予防にもつながります。

カーテンを開けたら、窓辺で深呼吸（36ページ）を行うもよし、窓のそばにテーブルを置いて食事をとるもよし、新聞を読むもよし。太陽の光を存分に浴びてから1日を始めましょう。

また、曇っていて薄暗い日は、あえて電気をつけて〝朝〟の明るさを演出しましょう。朝、昼、夜の太陽の光の変化を生活の中で感じることはとても大切です。

BLOOD PRESSURE 朝、太陽の光を浴びる工夫

布団から出たらまず行いたいのが、太陽の光を浴びること。ちょっとした工夫で、体内時計を整えることができます。

朝日を浴びる効果

セロトニンが分泌され

- 体がしっかり目覚める
- 体内時計の睡眠・覚醒のリズムが整う
- 夜しっかり眠れるようになる
- 精神が落ち着き、血圧も安定する

ビタミンDが生成され、骨が強くなる

朝日を浴びる工夫

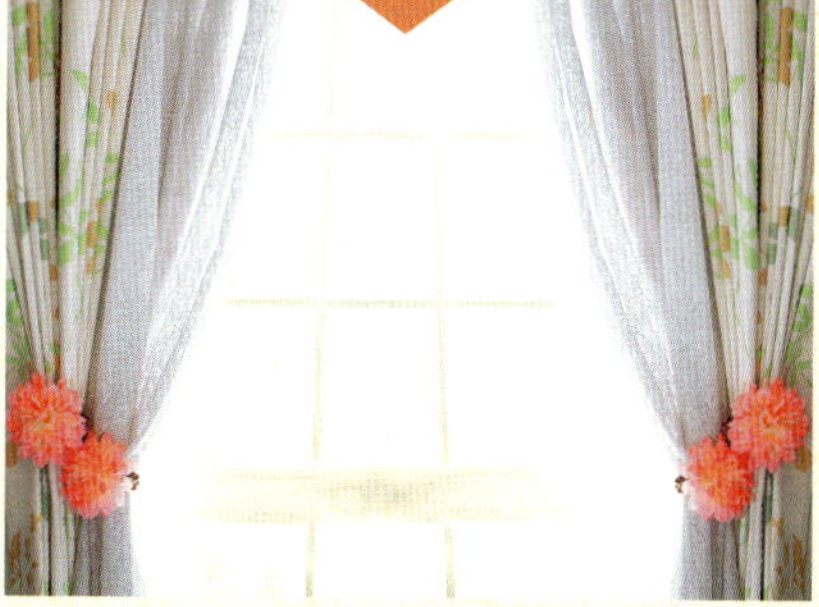

カーテンを開けて窓辺で過ごす

太陽光が差し込む窓辺で食事などをしましょう。36ページの深呼吸を窓辺で行うのもおすすめです。

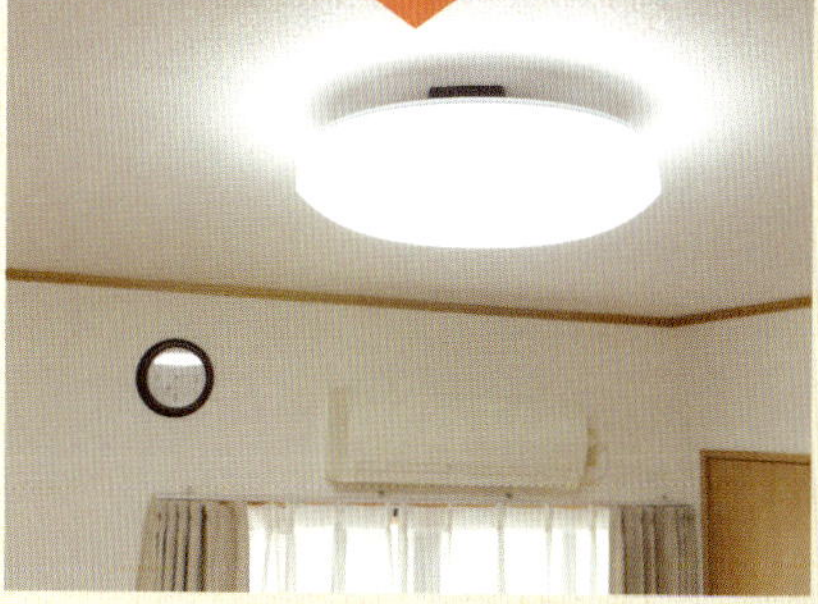

ぐずついた天気で薄暗いときは部屋の電気をつけて朝を演出

電気をつけて、朝になった＝明るくなったことを体に知らせましょう。

血圧が下がる朝の過ごし方❸

朝の3回 感謝の深呼吸

今日を迎えられたことに感謝し、気持ちよく深呼吸

私たちの体内時計では、**朝**は就寝中に体内で作られた**毒素・老廃物を出す時間**です。主に、尿や便として出しますが、深呼吸（胸式呼吸）でもデトックス（毒出し）をすることができます。

深呼吸によるデトックスのポイントは、先に息をフーッと出すこと。二酸化炭素とともに毒素・老廃物を出したあと、新鮮な空気を吸うことで、清々しいエネルギーが体に入ってきます。これにより、**血流、新陳代謝もよくなり、気持ちも爽やかになります。**

胸式呼吸は、交感神経を優位にするので、体の朝の目覚めもサポートできます。交感神経や副交感神経は、自分で律することのできない神経ですが、呼吸だけは特別です。呼吸を意識することで、自律神経の切り替えができるのです。朝、布団から出たら、気持ちよく、深呼吸をしましょう。

深呼吸はゆっくり3回、自分のペースでよいので、ていねいに行います。胸を縮めると、自然と息がはき出され、胸を広げると、自然に息を吸うことができます。

就寝中も休まず働く体の機能に「ありがとう！」と感謝しながら、自分にエールを送るつもりで深呼吸しましょう。よいエネルギーをより多く補充できます。

朝の3回　感謝の深呼吸

呼吸を通じてのデトックスです。ポイントはまず息をフーッと出すこと。朝、穏やかな気持ちで3回行いましょう。

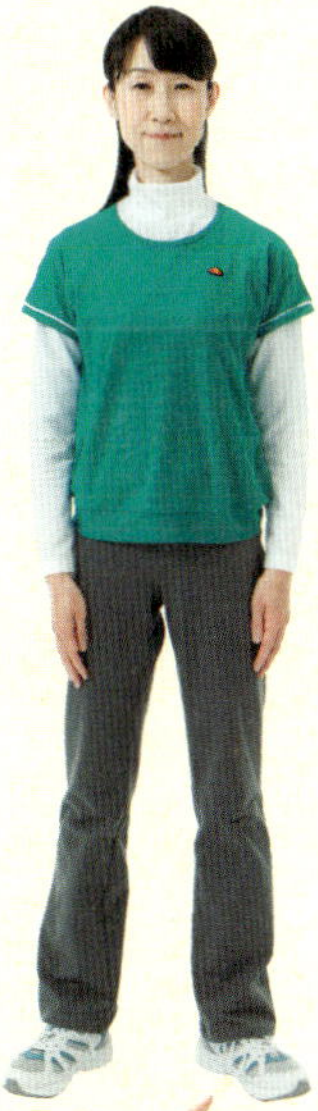

1
両脚を肩幅より少し広めに広げて立ちます。

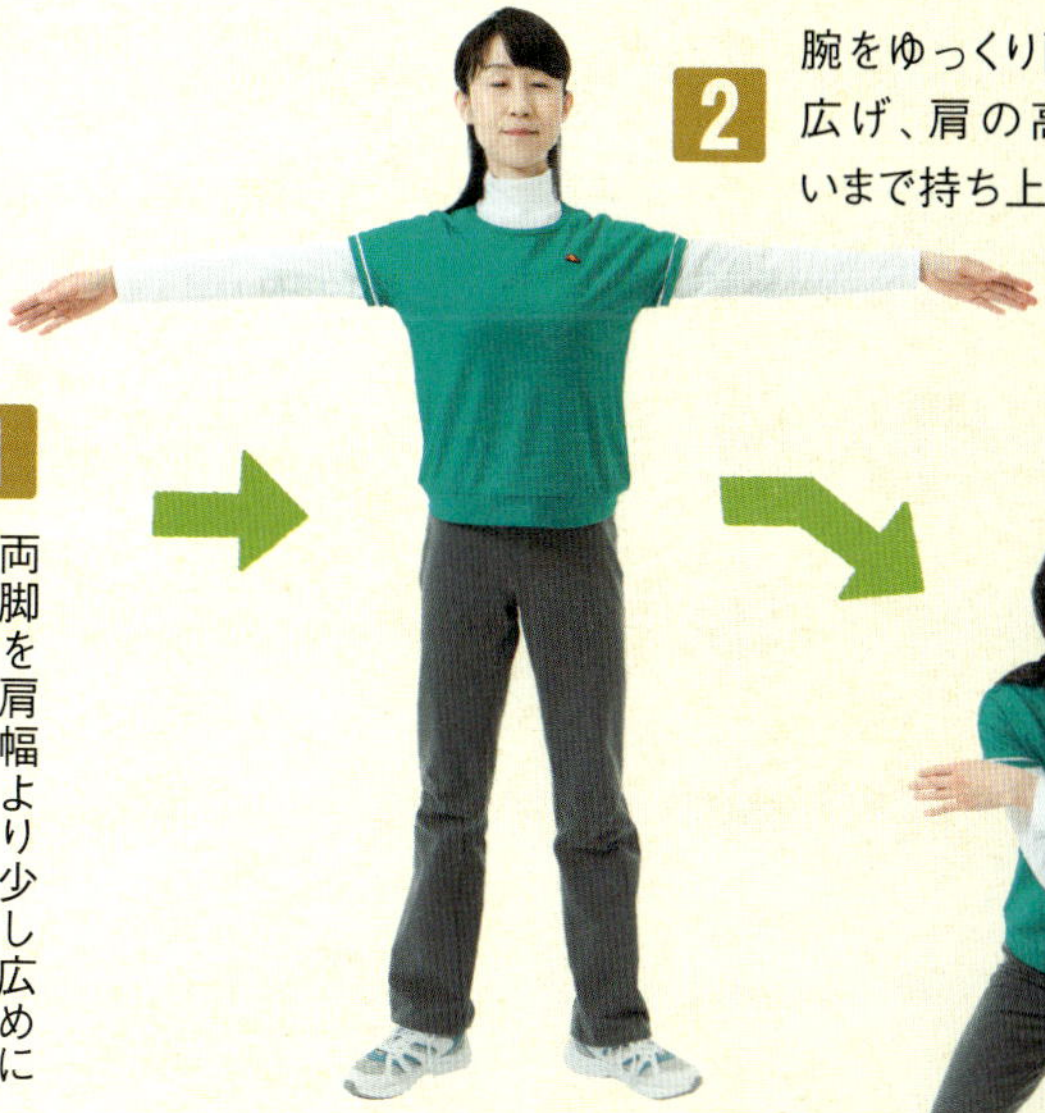

2
腕をゆっくり両側に広げ、肩の高さくらいまで持ち上げます。

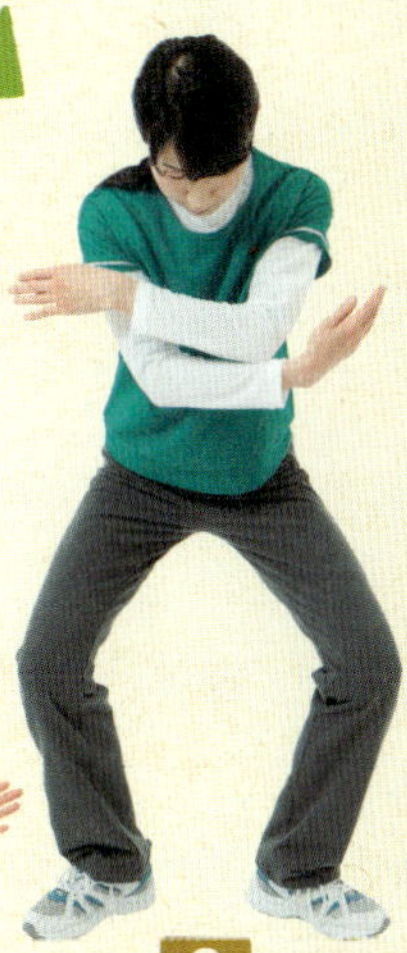

3
息をはき出しながら、両腕をゆっくり下ろします。両腕を体の前でクロスさせ、胸を縮めるようにすると、自然に息をはき出すことができます。

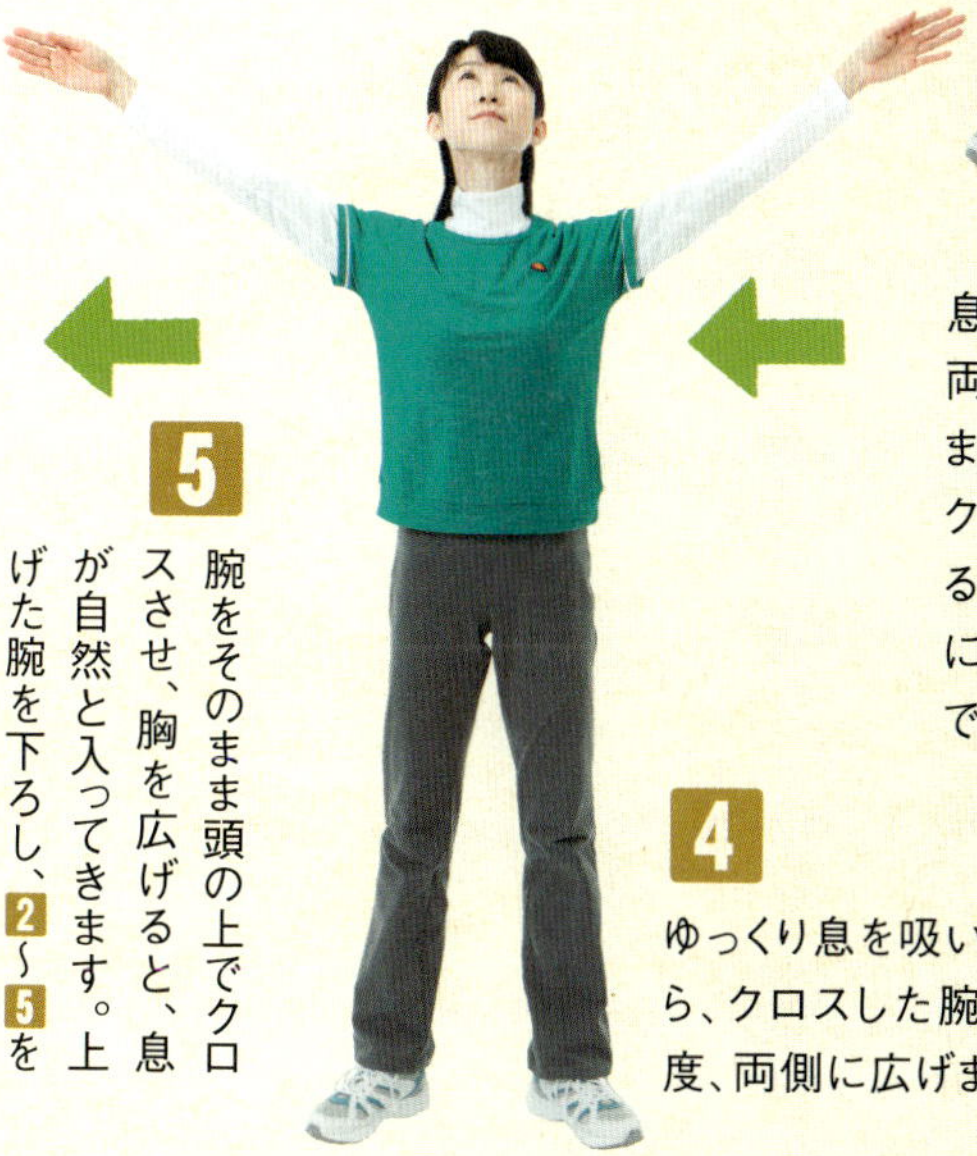

4
ゆっくり息を吸いながら、クロスした腕を再度、両側に広げます。

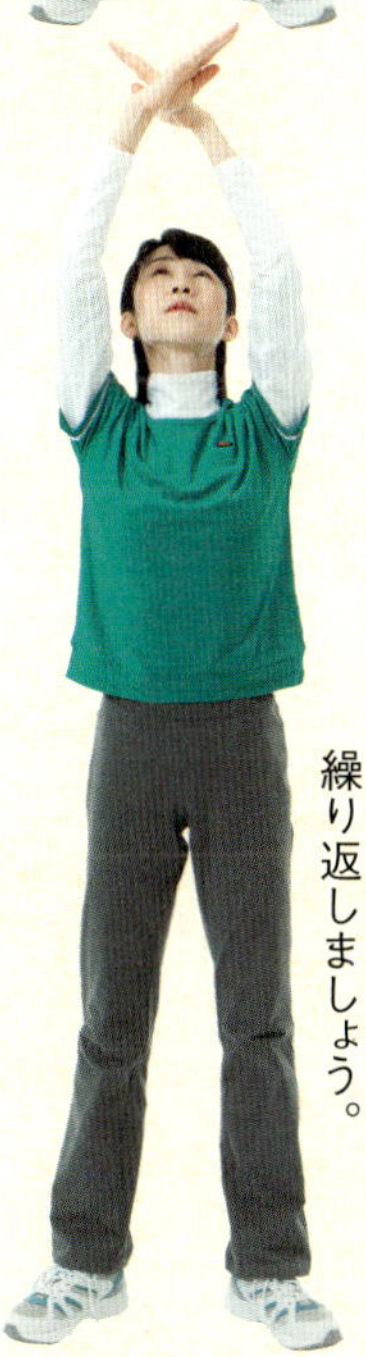

5
腕をそのまま頭の上でクロスさせ、胸を広げると、息が自然と入ってきます。上げた腕を下ろし、2～5を繰り返しましょう。

血圧が下がる生き方のコツ 2

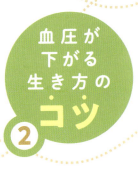

夜、しっかり深く眠る

睡眠は血圧に大きく影響する

睡眠と血圧は深く関係しています。普段寝不足気味で、血圧の高い人は、**しっかり睡眠をとるだけでも血圧に好影響**が出ます。

その理由は、睡眠によって分泌される各種ホルモンの働きです。就寝中は、**成長ホルモン**が多く分泌され、体の細胞を修復し、新陳代謝を促し、疲労を回復させます。

さらに、入眠から2時間後くらいには、「お休みホルモン」とも呼ばれる、**メラトニン**の分泌が多くなります。メラトニンは、入眠をスムーズにするのに加え、血管の老化を防ぎしなやかに保つ抗酸化作用、体に害を及ぼす物質の排出を促す解毒作用、がん細胞を減弱・死滅させる抗腫瘍作用など、血液の質や血管の弾力性をよくする、重要な働きを多く担っています。

そして、睡眠は、血液をろ過して毒素や老廃物を体外に排出する**「腎臓」を休め**、機能を回復させることにもつながります。横になって休むだけでも効果的です。さらに、睡眠中、腎臓はホルモンを分泌し、夜間の尿量を調節します。正常な腎臓は、尿が朝にまとめて出るようにコントロールしているのです。そのために、しっかり睡眠を

睡眠による血圧安定の仕組み

質のよい睡眠をとれていると…

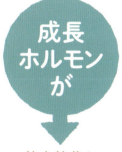

成長ホルモンが

**体を修復し
血液と血管を守る**

睡眠中に分泌される成長ホルモンが、体の細胞を修復し、新陳代謝を促すので、血液や血管が良好に保たれます。

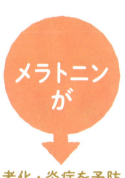

メラトニンが

**老化・炎症を予防
解毒を促進**

睡眠中に分泌されるメラトニンが、抗酸化作用、解毒作用、抗腫瘍作用で血管をしなやかに保ち、血液を浄化します。

腎臓が休まる

**朝に老廃物が
たっぷり出る**

睡眠で腎臓を休めることが、機能回復につながります。朝、たっぷりの小水とともに老廃物を排出できます。

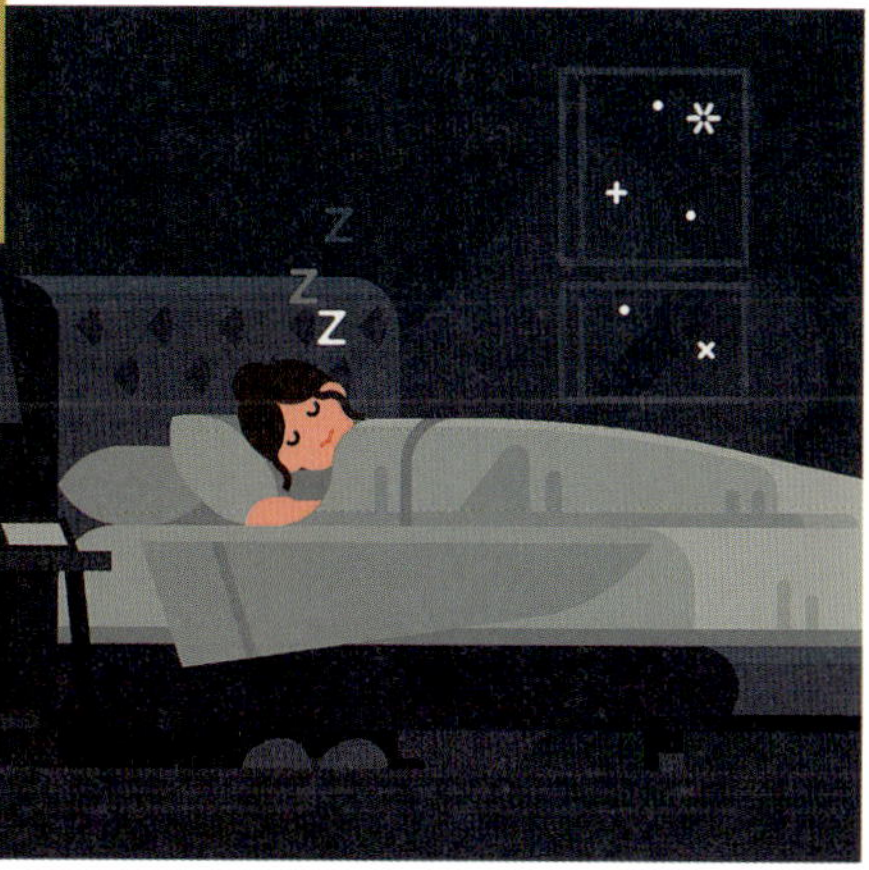

とったあとの朝は、毒素や老廃物が余計な水分とともに、たっぷりの小水として排出され、**血管内の余分な圧力が減り、血圧が下がる**のです。

睡眠は血圧の安定のためにはとても重要です。ぜひ、40ページから紹介する「よい睡眠のためのコツ」を実践しましょう。

よい睡眠のためのコツ①

日中&就寝前の注意点と寝室でこだわりたいこと

起きている時間帯から眠るときのことを意識する

夜に質のよい睡眠をとると、血管の修復や血管の浄化が進み、自律神経の働きも整って、血圧が正常に安定します。

ここでは、夜に質のよい睡眠をとるために、日中や就寝前に気をつけたいこと、寝室でこだわりたいことについて紹介します。ぜひ、今日から実践しましょう。

1

朝、太陽の光をしっかり浴びる

起床後、朝の太陽の光を浴びると幸せホルモン・セロトニンが分泌され、その14〜16時間後に眠くなる「睡眠のリズム」が整います。

2

コーヒーは14時までに飲む

コーヒーや紅茶などのカフェイン飲料の摂取は、14時以降はなるべく避けましょう。お休みホルモン・メラトニンの分泌量が減少します。

3

夕食は就寝の3時間前までに

3時間あれば就寝までに消化が終わり、自律神経も整うので、スムーズに入眠できます。アルコールは睡眠を浅くするので控えめに。

4

就寝前ギリギリのタバコは避ける

カフェインやアルコール同様、タバコも自律神経の“頑張るモード”、交感神経を優位にし、入眠を妨げるので、就寝前は控えましょう。

5 寝るときは部屋を暗くする

メラトニンは、暗い場所で分泌量が増えます。寝室は真っ暗にするか、カーテンを少しだけ開けて、月明かりや外の光を入れるにとどめるのが理想。豆電球のように、目に直接あたる光は避けます。空調は直接体に風を当てずに、快適な温度でつけっぱなしにするのが理想的。

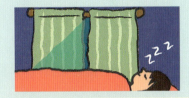

6 ブルーライトは2時間前にオフ

寝室の照明同様、パソコンやスマートフォンの光（ブルーライト）も、メラトニンの分泌量を減らします。夜遅く、就寝ギリギリまで使用していると、睡眠の質を下げます。理想は、就寝2時間前までに使用をやめること。また、普段からモニターの明度を低く設定しておくのも◎。

7 ベッドにストレスを持ち込まない

布団に入ってから、その日に起きた面白くなかったことを思い出し、悩んだり、腹を立てていると、入眠の妨げや血圧上昇の原因になります。布団の中であれこれと考えることが習慣化しないよう、眠れないときは寝室を出て深呼吸をし、気持ちを切り替えてみるのもおすすめ。

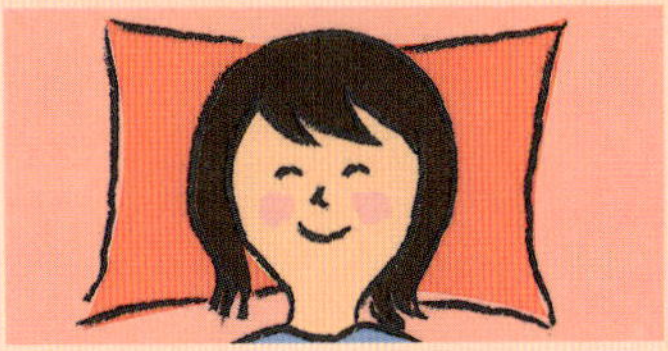

8 22〜2時は眠りにつく

成長ホルモンの分泌が多くなる22時〜2時は、なるべく眠りについていられるよう、朝型の生活リズムを作りましょう。22時に就寝し、6〜8時間の睡眠をとるのが理想です。成長ホルモンとメラトニンの効力を最大限に引き出すことができ、体の疲れや不調が回復します。

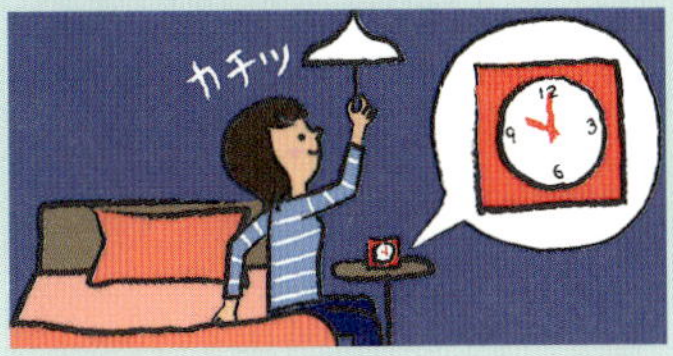

よい睡眠のためのコツ❷

肩甲骨《けんこうこつ》のストレッチで血流改善

首や肩の強張《こわば》りは血圧上昇の原因になる

日中に行う家事や仕事では、同じ姿勢を長い時間とったり、目を酷使したりすることが多いもの。夕方、気がついたときには、肩や首が固く強張ってしまっていることもあるでしょう。

日頃から姿勢が悪い場合も同様ですが、この**肩や首の強張りを放置していると、全身の血流が悪くなり、血圧上昇の原因となってしまいます。**

そんなときは、肩甲骨のストレッチを行いましょう。固くなってしまった首や肩の筋肉をほぐし、血流を改善し、質のよい睡眠につなげることができます。

肩甲骨のストレッチは、強張りを感じたときに行うのでもよいですが、強張る前にこまめに行うのが理想です。家事や仕事の合間、テレビを見ながらでもOK。ストレッチは毎日の継続が大切です。忙しい人は「食事の前に1分」など時間を決めておくと、習慣化しやすいのでおすすめです。友人や知人とおしゃべりをしながら行うのも継続のコツです。

また、ストレッチの最中は、呼吸を止めると苦しくて長続きしません。体を伸ばすときに、自然に息をはき出すのが正解です。呼吸を意識しすぎて、無理やり息だけをはき出すのは避けましょう。

BLOOD PRESSURE

肩甲骨のストレッチ

日中の行動で凝り固まった筋肉をほぐしましょう。血流が改善するのに加え、首や肩の凝り、痛み、頭痛も改善します。

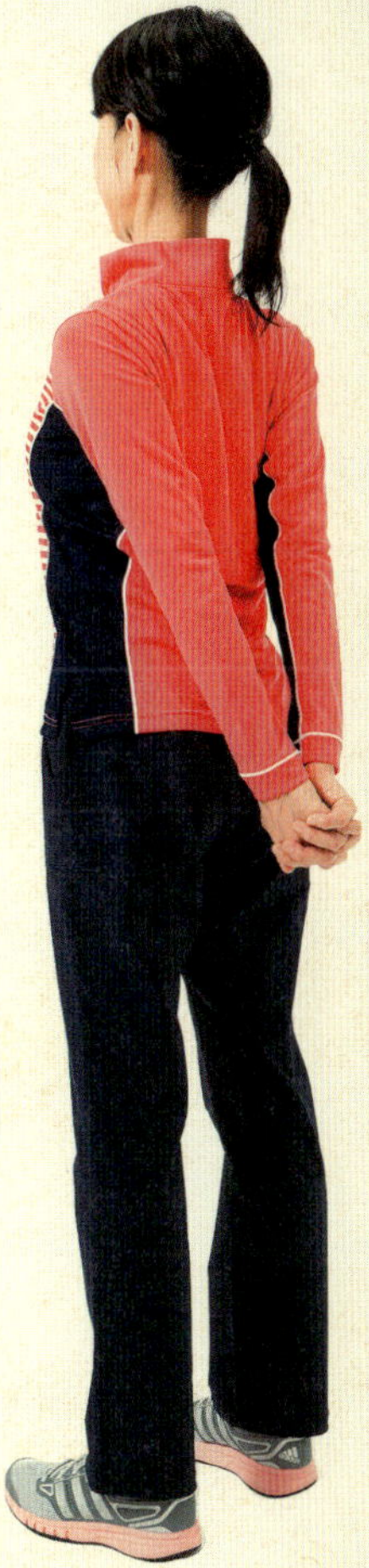

1 背筋を伸ばし、両手を後ろで組む。肩甲骨を内側に寄せるイメージで、両肩を後ろに反らす。この状態で5秒維持する。

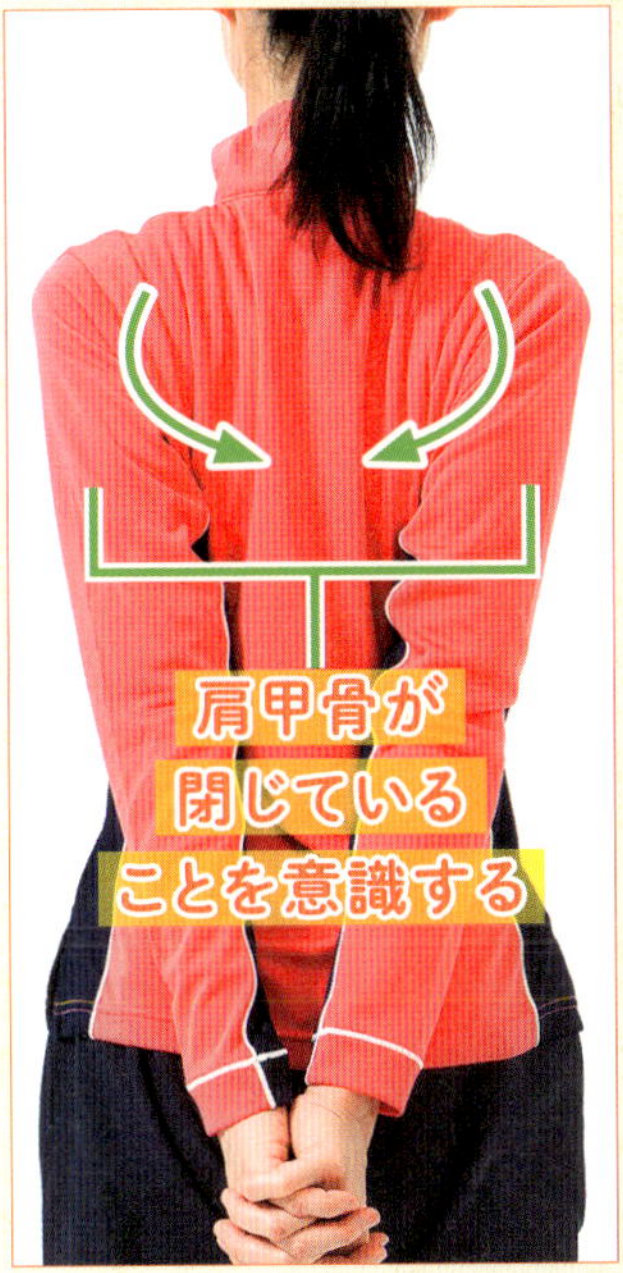
肩甲骨が
閉じている
ことを意識する

2 1が終わったら、体の力を抜き、リラックスしましょう。脱力とともに、血流がグッとよくなります。1と2で1セットです。首や肩の強張りが気になったときに2～3セット行いましょう。

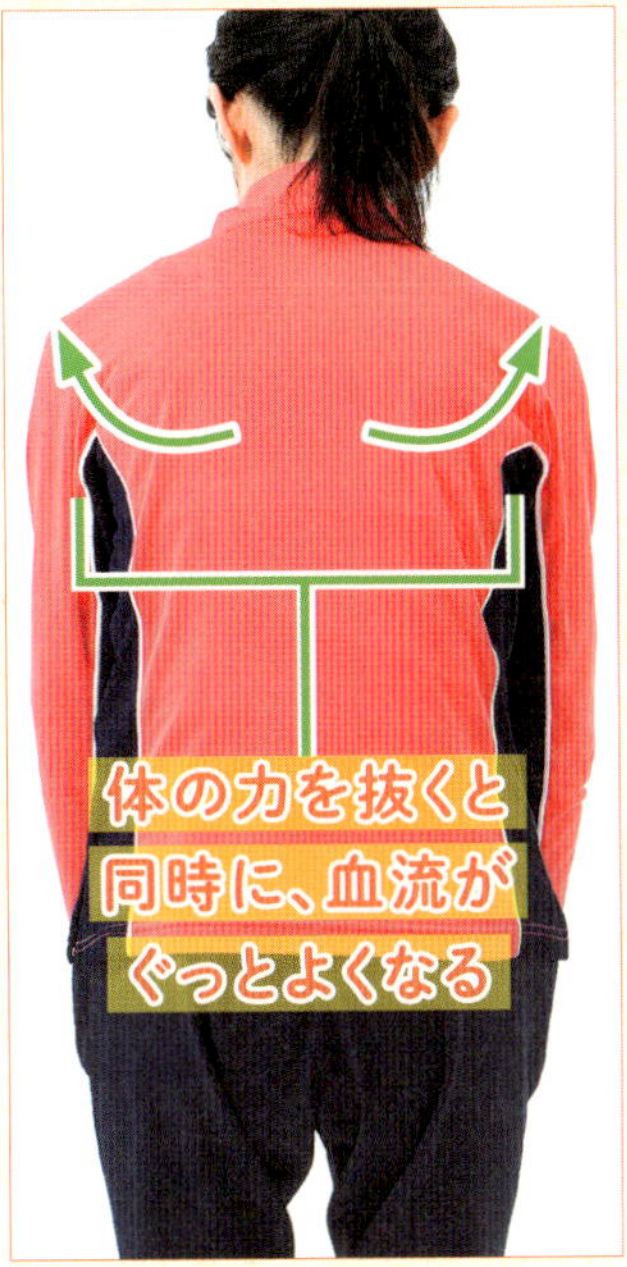
体の力を抜くと
同時に、血流が
ぐっとよくなる

LINE登録で特典動画が見られます!

※QRコードをスマートフォンで読み込むと、LINEの登録画面が表示されます。※登録後、合言葉「ヒサエ流」を返信してください。

よい睡眠のためのコツ③

ぬるめ入浴でスムーズに入眠

ゆっくり温まり、体温が下がっていく際に眠くなる

質のよい睡眠のためには、入浴方法も重要です。就寝前は、**38～40℃くらいの少しぬるめのお湯に浸かる**ようにしましょう。自律神経の副交感神経が優位になり、体がリラックスします。長く入っていると苦しくなってしまう方、心臓に不安のある方は、体に負担の少ない半身浴がおすすめです。

ゆっくり温まってお風呂から出たあと、徐々に体温が下がるうちに、うとうとと眠くなっていきます。**入浴を就寝の1～2時間前に終える**と、ほどよく入眠できます。湯温が高い（42℃以上）と、体温が下がりにくく、寝つきが悪くなるので注意しましょう。ただし、体がリラックスする湯温、眠くなるまでの時間については個人差があります。湯温は5分～10分くらい入っていられる温度が適温と考え、眠気はどれくらいでやってくるかを自分で確認し、最適な入浴方法を見つけましょう。

また、浴室と脱衣所の室温の差には注意が必要です。温度差が大きいと血圧が上がりやすく、特に**血圧が高くなりがちな冬場は、入浴前にあらかじめ脱衣所を温かくしておく**とよいでしょう。

入浴後の水分補給は、冷たい水を急に飲むのではなく、少し体温が落ち着いてからにしましょう。

BLOOD PRESSURE

ぐっすり眠るための入浴のコツ

体をリラックスさせて自然な入眠を誘導。ゆっくり湯に浸かると血管が拡張し、血圧も下がります。

就寝の1～2時間前に入る

自然な入眠のためには、ゆっくりと体温を下げる時間が必要です。入浴後すぐはなかなか寝つけないため、1～2時間前に入るようにしましょう。

湯の適温は38～40℃

少しぬるめに感じる温度のほうが、体がリラックスします。出たあと、ゆっくりと体温が下がるうちに、スムーズに入眠できます。

食事や飲酒直後の入浴は避ける

血圧が変動しやすいので、ある程度時間をおいてから入る必要があります。

42℃以上はなるべく避ける

体が緊張しやすく、出たあとも体温が下がりにくいので、寝つきが悪くなってしまいます。

浴室と脱衣所の温度差に注意する

脱衣所専用のヒーターを使う、浴槽のふたを開けて湯気を出しておくなどして、あらかじめ温めておくようにしましょう。急激な温度変化は血圧を急上昇させるので、冬場は特に注意が必要です。

出たあとの水分補給は体温が落ち着いてから

発汗に備え、入浴の前後にはコップ1杯の水で水分補給をしておきましょう。入浴後の水分補給は、すぐに行うのではなく、体温が落ち着いてからにします。体内を急激に冷やすと、血圧の上昇につながってしまいます。

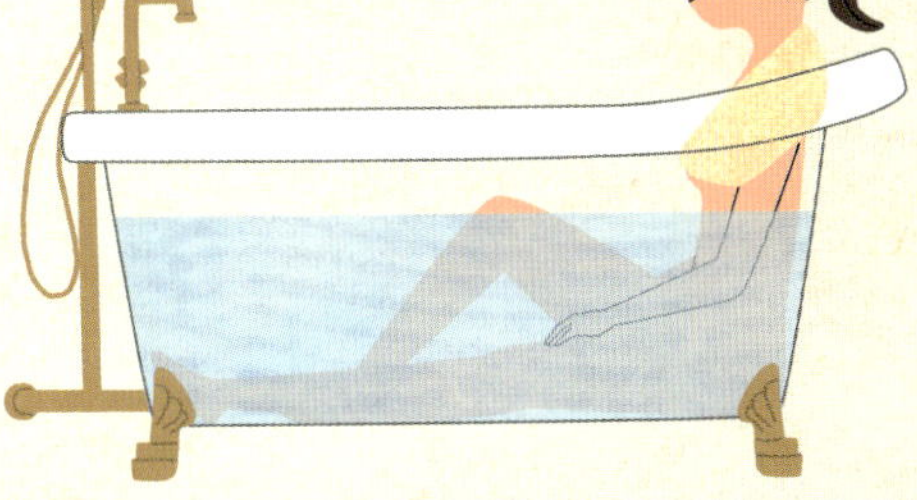

血圧が下がる生き方のコツ 3

日本の伝統文化的な生き方をする

和服、正座、お辞儀……日本人はお腹を意識していた

日本の伝統文化には、書道、茶道、華道などのほか、歌舞伎や日本舞踊などの芸能、陶芸や織物などの工芸、そして武道などさまざまな分野が含まれます。そのすべてに共通するのは、豊かな自然や四季折々の変化をとり入れた、わび、さび、間《ま》、残心《ざんしん》など静かな時間や落ち着き、感性を大事にする文化であるということです。

そしてもうひとつ、日本の伝統文化には、**お腹（臍下丹田《せいかたんでん》）を意識**するという共通点があります。臍下丹田とは、東洋医学の身体論で「心身の活力の源である気の集まるところ」をいいます。

暮らしが西洋化する前、日本では、和服・正座が生活の基本でした。和服を着て、帯を締めると、自然とお腹が意識されます。正座や礼をするときも同様です。また、侍《さむらい》は腰に帯刀していたため、つねにお腹に力が入っていました。

この**「お腹を意識した暮らし」は、人体によい影響をもたらします。**臍下丹田を意識して呼吸をすると、自律神経が整い、精神が安定し、判断力が働くのです。このような精神状態のときは、血圧も安定しています。

日本の伝統文化で意識する
臍下丹田《せいかたんでん》

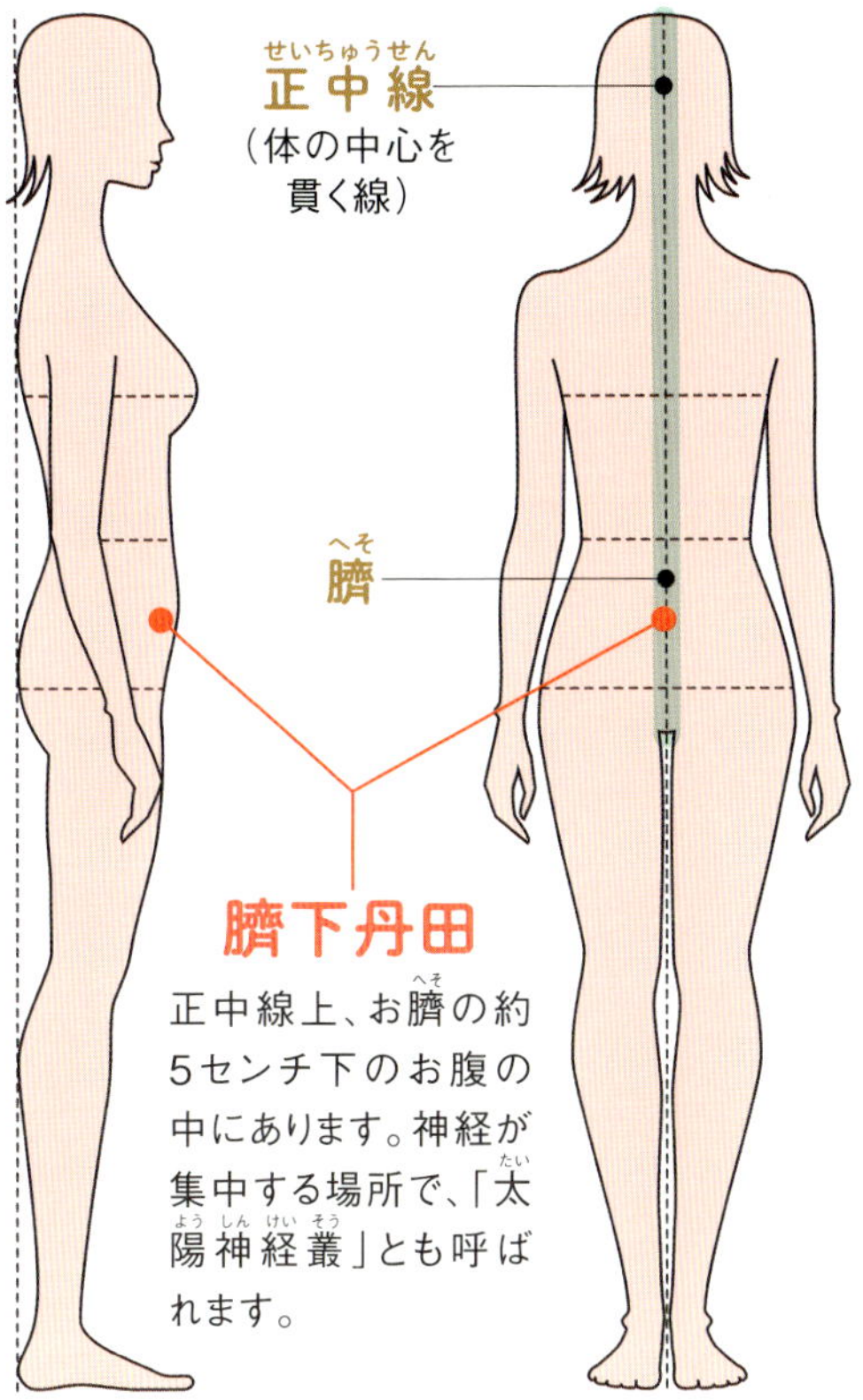
正中線《せいちゅうせん》
（体の中心を
貫く線）
臍《へそ》
臍下丹田
正中線上、お臍《へそ》の約
5センチ下のお腹の
中にあります。神経が
集中する場所で、「太《たい》
陽《よう》神《しん》経《けい》叢《そう》」とも呼ば
れます。

例えば、侍が相手と対決する場面で、緊張し、血圧が上がり、肩で息をしていたら、相手に動きを読まれてしまいます。負けないためには、ほかに余計な力を入れて疲労することなく、無意識に臍下丹田から剣術の技が出ることが大切とされています。剣聖といわれた宮本武蔵は、この状態を「大胆《だいたん》・細心《さいしん》」と呼びました。

私の武道空手の師匠である柳《やな》川昌弘《がわまさひろ》先生は、宮本武蔵の兵法書『五輪書《ごりんのしょ》』の解説書の中で、「大胆」とは自然体（リラックスしていること）、「細心」とは、平常心（無意識の完全な注意力が人には自《おの》ずと備わっていること）と述べられています。そして、日本の武道は、「精神性を高め、勝ち負けを超えたさまざまな学びを得ることができる。武道だけでなく、あらゆる分野に通じるところがあり、心身の健康を自ら悟ることができるようになる」とおっしゃっています。

そのような**日本伝統文化の素晴らしさを、日常生活にとり入れていけば、血圧を含めた体の機能が正常に整っていきます。**

ぜひ、「令和《れいわ》」の始まりとともに、日本の伝統文化的な生き方をスタートさせましょう。

うなじと背中を1分間伸ばす

伝統文化に息づくよい姿勢が心身を整え体の負担を減らす

日本の伝統文化では、臍下丹田《せいかたんでん》に加え、体の中心を貫く線「正中線」を意識した姿勢を重視します。それは「自分の中心に1本の線があるイメージ」で背筋を伸ばした「よい姿勢」のこと。「心身一如《しんじんいちにょ》」（体と精神は一体のもの）とし、よい姿勢から、健全でしなやかな心身が整うと考えるのです。

実際に、悪い姿勢で背骨が歪むと、自律神経の働きに影響が出て、心身の不調を引き起こします。その中には、高血圧も含まれます。

また、武道では、正中線を正しく捉えた動きを身につけると、最小限の力と動きで技が出せるようになります。同じように「正中線を意識した姿勢」を日常生活にとり入れられたならば、**余計な力みを必要としない、疲労知らずの暮らし**ができるということです。

当然、**心身ともに健やかになり、血圧も安定する**ことでしょう。

日常生活の中に正中線を意識したよい姿勢、私が開発した「うなーじー®」をとり入れましょう。**背中を壁につけて立ち、上から引っ張られているようなイメージで、うなじと背中を伸ばしましょう。**まずは1日1分間取り組みます。目標は、座っているときも、立っているときも「うなーじー®」を意識できるようになることです。

BLOOD PRESSURE

うなじと背中を伸ばして正中線を意識したよい姿勢「うなーじー®」

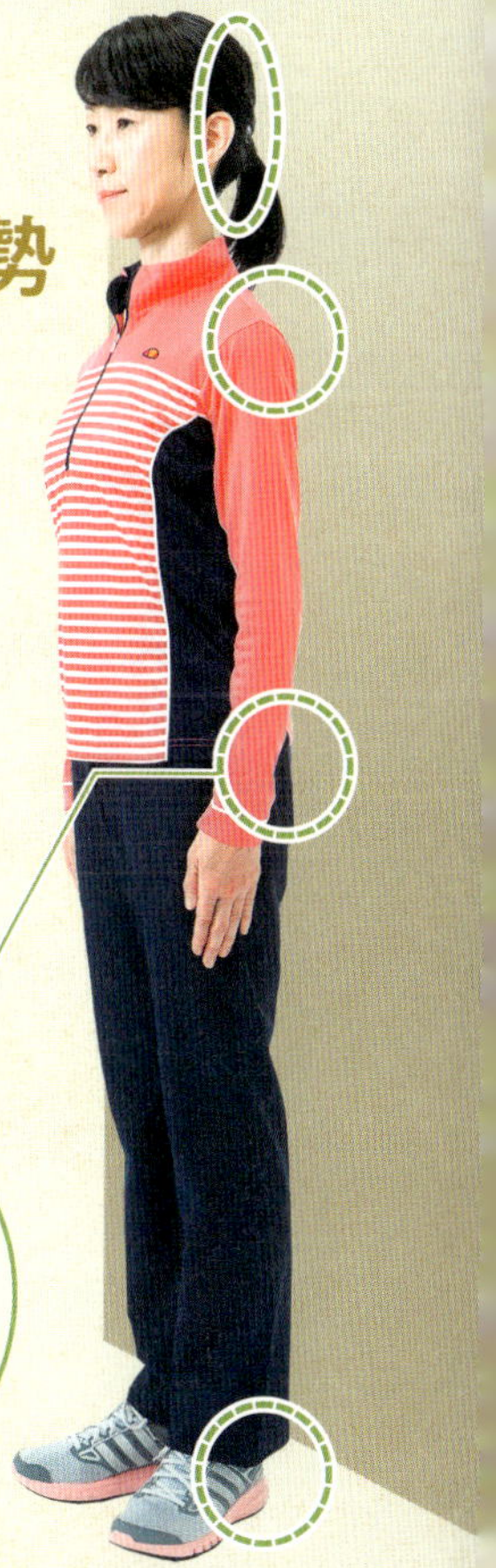

1 両脚を肩幅くらいに開き、かかと・お尻・背中・頭を壁につけて立つ。このとき、上から引っ張られていることをイメージして、うなじをしっかりと伸ばす。

腰が反りすぎないように注意する

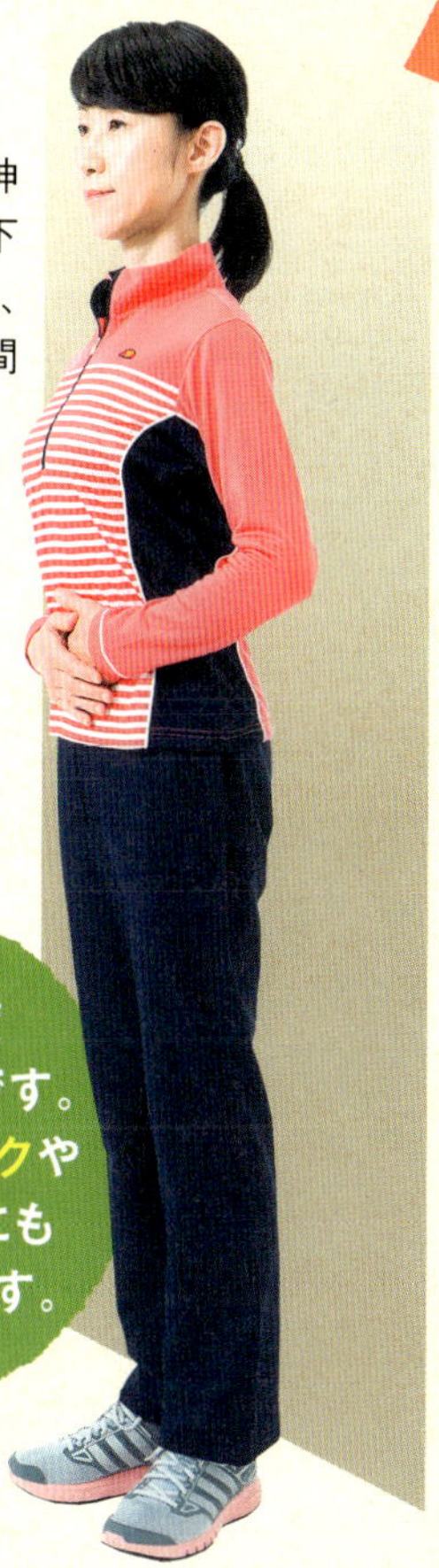

2 うなじをしっかり伸ばしたら、お腹（下腹部）に力を入れ、その姿勢を1分間維持する。

1日に何度やってもOKです。ストレートネックや猫背の改善にも効果があります。

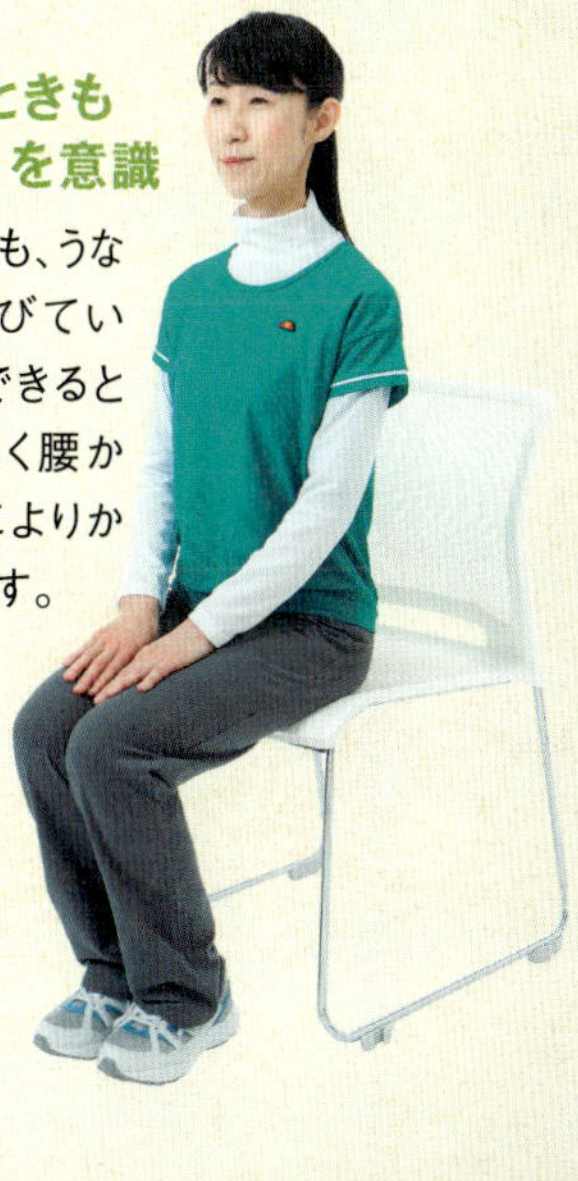

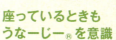

座っているときもうなーじー®を意識

座っているときも、うなじと背中が伸びていることを意識できると◎。コツは、浅く腰かけ、背もたれによりかからないことです。

日本の伝統文化的生き方のコツ❷

正しい姿勢と持ち方で体と血管の負担を減らす

「正しい姿勢・持ち方」とは体が疲れにくい方法のこと

子どもの頃、学校の授業で習った「正しい姿勢」、「正しい筆・鉛筆の持ち方」、また、礼儀として教わった「正しい箸の持ち方」を覚えていますか? 現代では、正座をする・文字を書くといった機会が減り、なおかつ食の多様化で箸の使用も減少しました。そのため、姿勢が悪く、筆記具やお箸を正しく持てない人が増えているようです。実はこれも、血圧を上げる原因のひとつなのです。

何をもって「正しい姿勢」「正しい持ち方」というのか。それは「体への負担が少なく、長時間の作業にも集中できる姿勢・持ち方」です。伝統文化の中に込められていた「体への思いやり」が薄れ、現代社会はひとつの「試練の場」になってしまっています。

机に向かう姿勢が悪い、鉛筆やペン、お箸を持つ指に力が入りすぎている。その結果、疲れやすく集中が続かない、腕や肩などの余計な筋肉が緊張して血流が悪化、血管への負担が大きい……といった状況を引き起こしているのです。

伝統文化が伝える「余計なところに力を入れない、自然体の行動」＝「正しい姿勢・持ち方」をとり戻せば、高い集中力と、疲れにくく、血圧も安定した健やかな体を手に入れることができるのです。

体に負担をかけない姿勢と持ち方

机に向かうときの正しい姿勢

背中を伸ばして肩の力を抜き、両足の裏をしっかり床につけることが大切です。

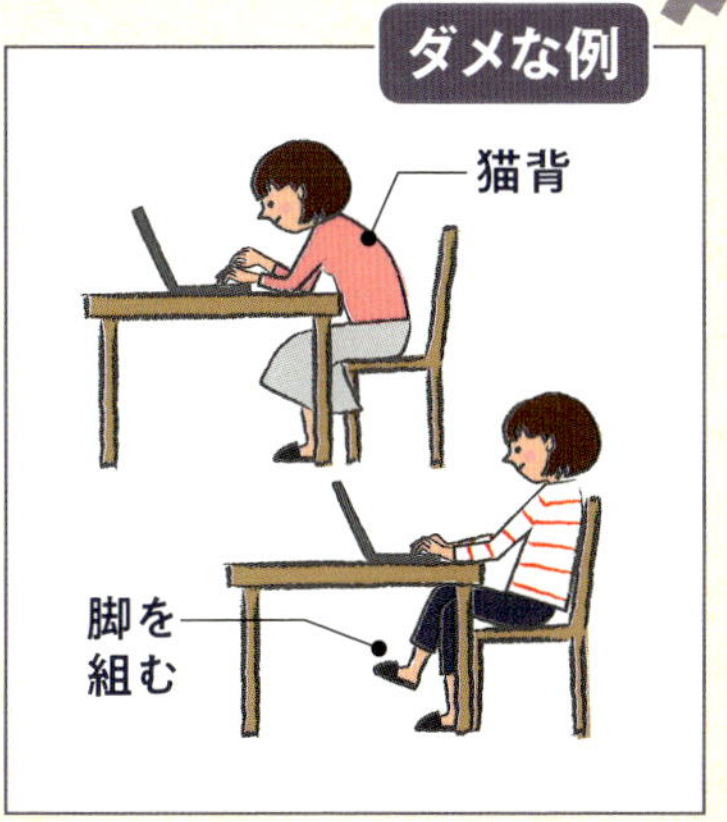
ダメな例
猫背
脚を組む

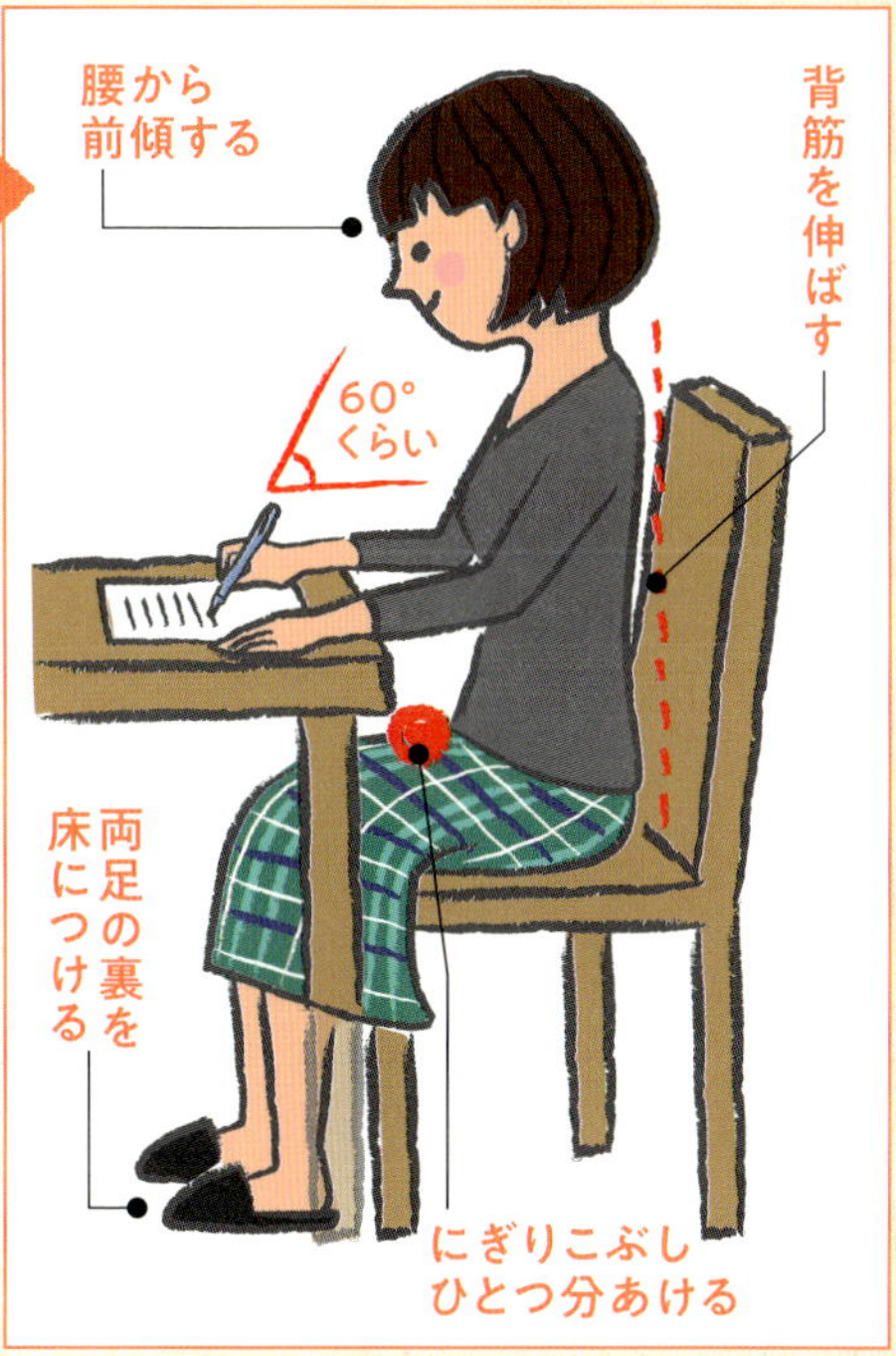
腰から前傾する
背筋を伸ばす
60°くらい
両足の裏を床につける
にぎりこぶしひとつ分あける

鉛筆・ペンの正しい持ち方

やわらかく持ち、寝かせすぎない。

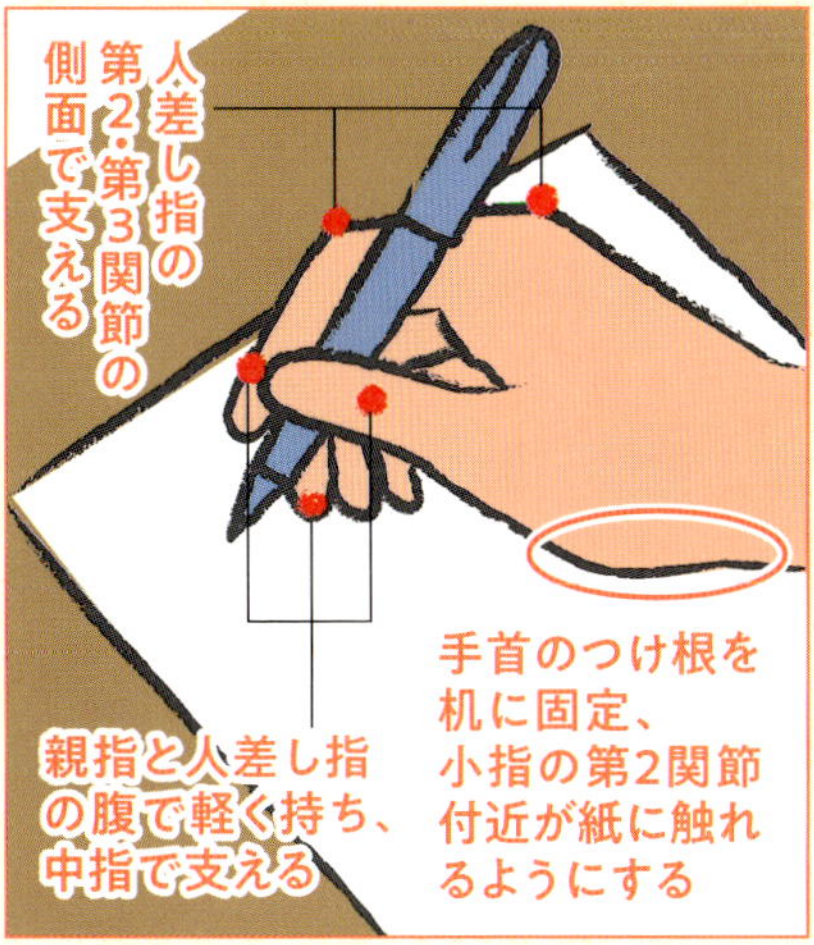
人差し指の第2・第3関節の側面で支える
親指と人差し指の腹で軽く持ち、中指で支える
手首のつけ根を机に固定、小指の第2関節付近が紙に触れるようにする

お箸の正しい持ち方

下の箸は固定し、上の箸だけを動かす。

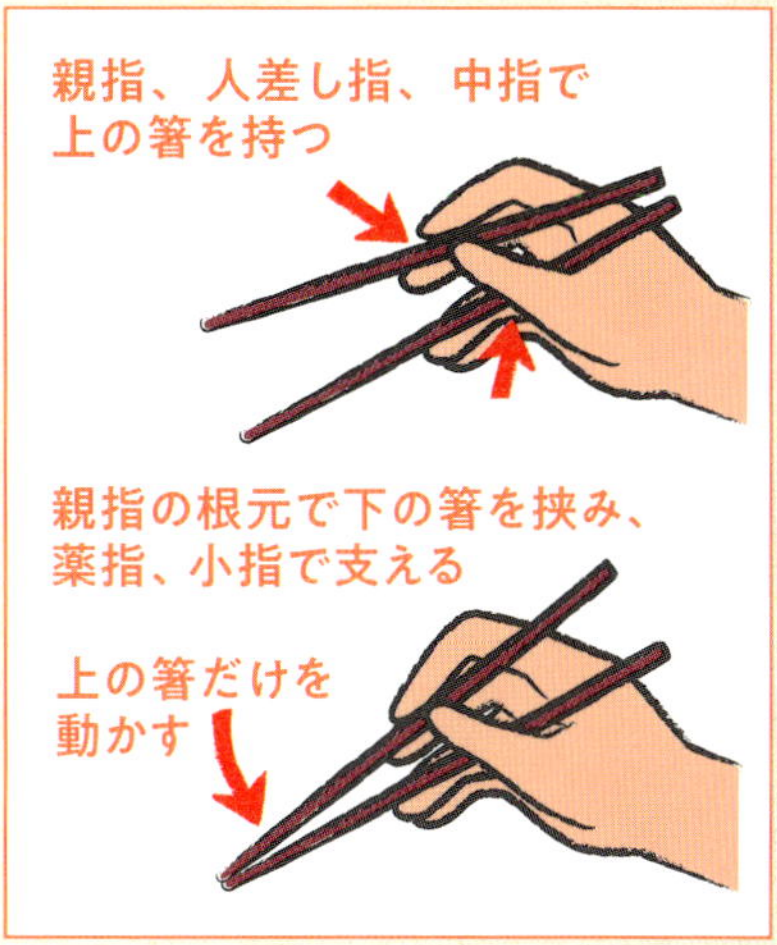
親指、人差し指、中指で上の箸を持つ
親指の根元で下の箸を挟み、薬指、小指で支える
上の箸だけを動かす

頑張らないで歩く

焦《あせ》りと力みは血圧の敵 お腹を意識して自然に歩く

高血圧を含む生活習慣病全般を改善する方法のひとつに、「ウォーキング」があります。日々の適度な運動は確かに有効です。一方で、「ウォーキングしなきゃと思うけれど、なかなかできない」「ウォーキングを頑張っているけれど、なかなか効果が出ない」といった声をよく耳にします。

実は**「頑張らなければと思うこと」、「頑張りすぎること」は、血圧の上昇につながります**。焦りによるストレスや、頑張る気持ちから体に余計な力が入り、血管の負担が増すからです。ウォーキングが苦手、効果が出ないという方は、次のことに注意してください。

●頑張って腕をふらない

よく「腕を大きくふりましょう」といわれますが、腕をふることを意識するあまり、余計な力が入っている場合が多々あります。腕は歩きに合わせて自然にふるのが一番。**肩甲骨が動き、体脂肪を燃やす「褐色脂肪細胞」が刺激されます**。肩の力を抜き、その場で腕をふるだけでも効果があります。

●歩幅を必要以上に広くしない

「大股で、かかとから足をついて歩く」というのもよくいわれること。ですが、無理に歩幅を大きく

疲れない、痛めない、正しい歩き方

「武道ウォーク」

基本の姿勢

お腹（臍下丹田）を意識し、うなじと背筋を伸ばします。腰から歩くことをイメージして一歩を自然に踏み出しましょう。腕からは力を抜き、自然な揺れにまかせます。

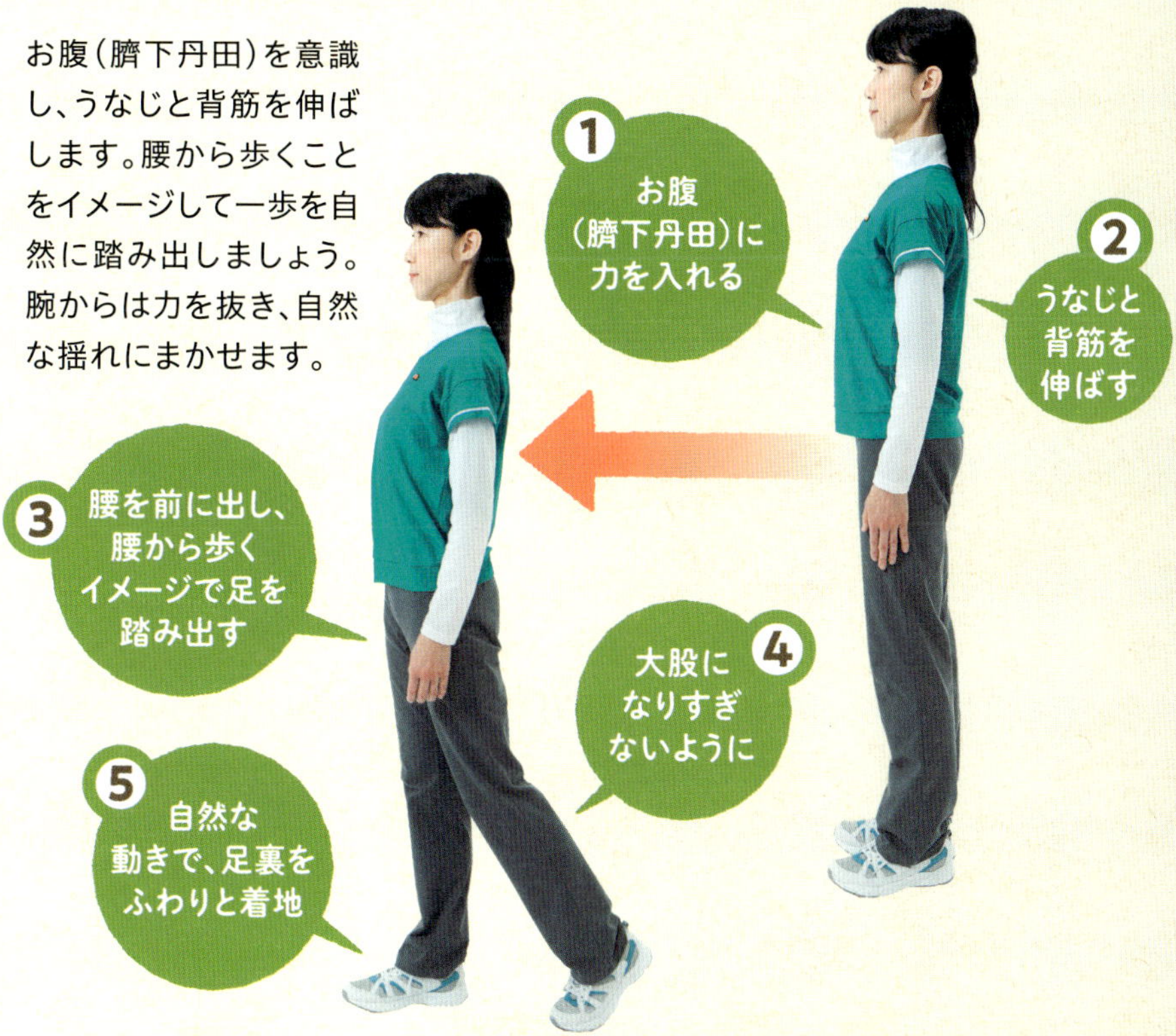

①
お腹
（臍下丹田）に
力を入れる
②
うなじと
背筋を
伸ばす
③
腰を前に出し、
腰から歩く
イメージで足を
踏み出す
④
大股に
なりすぎ
ないように
⑤
自然な
動きで、足裏を
ふわりと着地

すると、前傾姿勢になりやすく、足首やひざ、股関節などに余計な負担がかかってしまいます。

こういった注意点を含め、おすすめしたいのが、江戸時代まで日本人が行っていたとされる**「武道ウォーク」**（上図）です。①お腹（臍《せい》下《か》丹田《たんでん》）に力を入れ、②うなじと背筋を伸ばし、③腰を前に出し、腰から歩くイメージで、足を踏み出します。④大股になりすぎないように、⑤自然な動きで足裏をふわりと着地させましょう。

この「武道ウォークなら」、**疲れにくく、ひざを痛めず、長く歩くことができます**。ぜひ、日常生活にとり入れましょう。

日本の伝統文化的生き方のコツ④

人ごみでの体さばき「観《かん》の目《め》」と「脱力」

ストレスを軽減し 血管の負担も減らす

人ごみの中では、思うように動けず、イライラしてしまうもの。人の多いところに行くたびに不快になっていては、ストレスが原因で血圧が上がってしまいます。

特に、歩行中に人にぶつかると、自分も相手も嫌な思いをします。余計なトラブルを避けるためにも、武道の動きにもとづく「体さばき」を身につけましょう。

ひとつめは、**「観の目」**です。**何かを凝視するのではなく、近くを遠くのように見て全体をとらえること**をいいます（55ページ）。

2つめは、**「脱力」**です。歩き方の基本は、「武道ウォーク」（53ページ）で、お腹に力を入れて、うなじと背筋を伸ばし、顔は前を向けたまま。人にぶつかりそうになると体に力が入ってしまいますが、そのときに**すっと力を抜きます。**そうすると、驚くほどスムーズに体が動かせ、軽くかわすことができます。

「観の目」でなるべく広い範囲に注意を及ばせ、「武道ウォーク」と「脱力」で最小限の動きですませるようにするのです。これらを無意識にできるようになると、副産物としてうれしい効果があります。**自然とお腹をひねるので、ポッコリお腹が凹み、メタボ対策になるのです。**

ストレスをためない体さばき

「観の目」

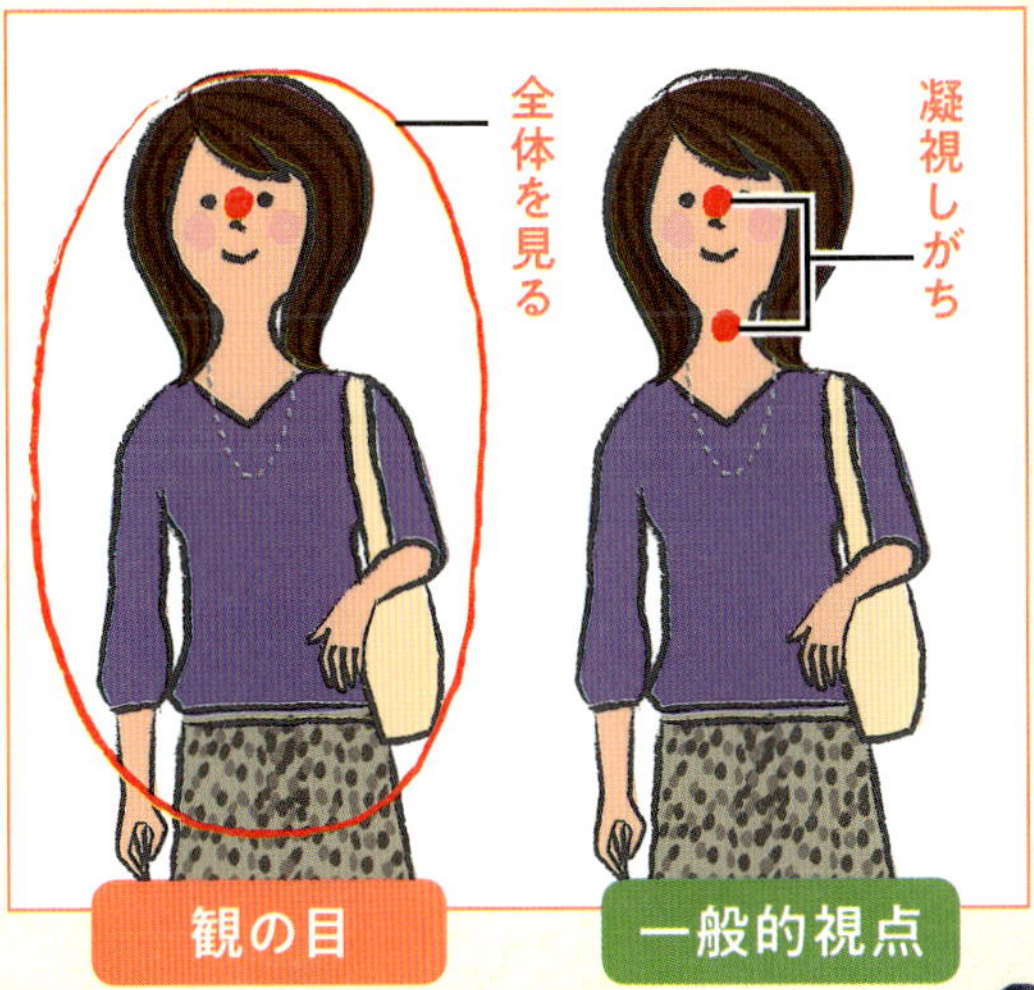

全体を見る
凝視しがち
観の目
一般的視点

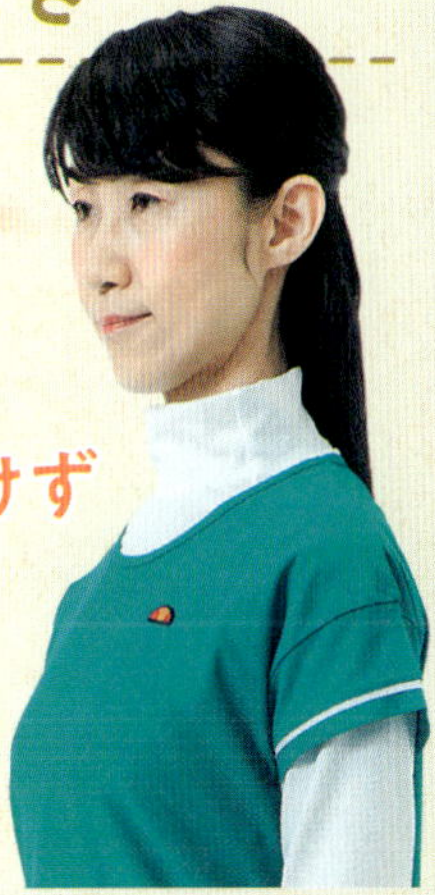

**顔は
うつむけず
正面に
向ける**

近くの前方だけを見るのではなく、遠くを見るようにしてなるべく広い範囲に注意を配ること。

人を避けるときは体の力を抜いて軽くかわす

お腹（臍《せい》下《か》丹《たん》田《でん》）に力を入れ、うなじと背筋を伸ばして歩く（「武道ウォーク」）。人を避けるときは、体を横にずらすのではなく、体の力を抜き、軽くかわすようにする。

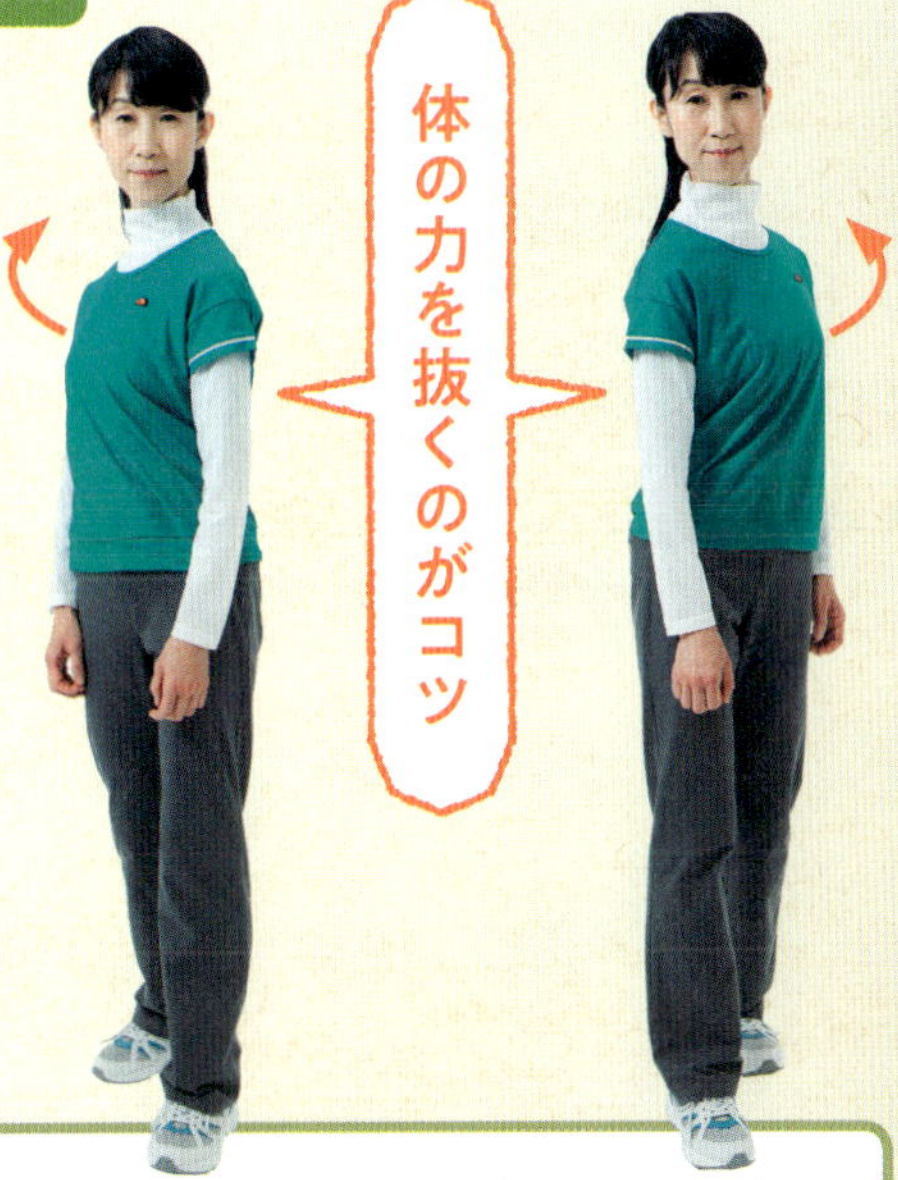

体の力を抜くのがコツ

LINE登録で特典動画が見られます！

※QRコードをスマートフォンで読み込むと、LINEの登録画面が表示されます。※登録後、合言葉「ヒサエ流」を返信してください。

日本の伝統文化的生き方のコツ⑤

タオルしぼりでNO《エヌオー》（一酸化窒素）を出す

「握ってゆるめる」動作が血管を拡げ、しなやかに

最高血圧と最低血圧の差が少なすぎる場合、昔から「万病のもと」とされている血液循環の不良が懸念されます。また、差が大きすぎる場合は、動脈硬化が進み、毛細血管に血流が届いていないことが考えられます。

そんなときに、急な運動をするのはかえって危険です。代わりにおすすめの血圧メンテナンスが「タオルグリップ」（57ページ下参照）です。手でものを握って腕の筋肉を刺激すると、一時的には血圧が上昇しますが、その後ゆるめることで血流が促されます。加えて、**血管を拡げ、やわらかくする物質「NO《エヌオー》（一酸化窒素）」が分泌されます。**「握ってからゆるめる」ことで、血圧がゆるやかに下がっていくのです。カナダのフィリップ・ミラー博士の研究で明らかになりました。

「握ってゆるめる」動きは、本来家事の中で自然に行っていることでした。現在は減りましたが、洗濯で衣類をしぼる、掃除で雑巾をしぼる、鍬で畑を耕す、斧で薪を割るなど、「NO（一酸化窒素）」を分泌する仕事が多かったのです。

今後は、タオルグリップに加え、「タオルしぼり」などの作業を生活の中に増やして、血圧によい効果をもたらしましょう。

日常の中に昔ながらの家事の動作「タオルしぼり」を組み込みましょう

朝、テーブルをふいた布巾や顔をふいたタオルを手で洗ってしぼるなど、あえて手間をひとつ増やすことも、血圧によい効果をもたらします。

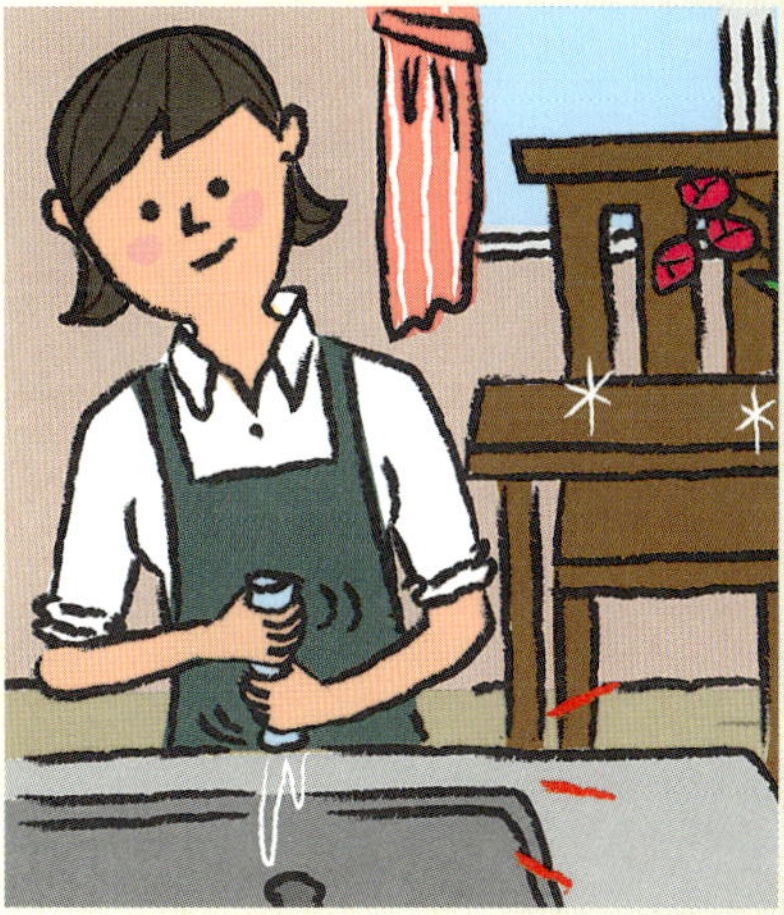

LINE登録で特典動画が見られます！

※QRコードをスマートフォンで読み込むと、LINEの登録画面が表示されます。※登録後、合言葉「ヒサエ流」を返信してください。

NO（一酸化窒素）を出して、血管をしなやかにする「タオルグリップ」

①

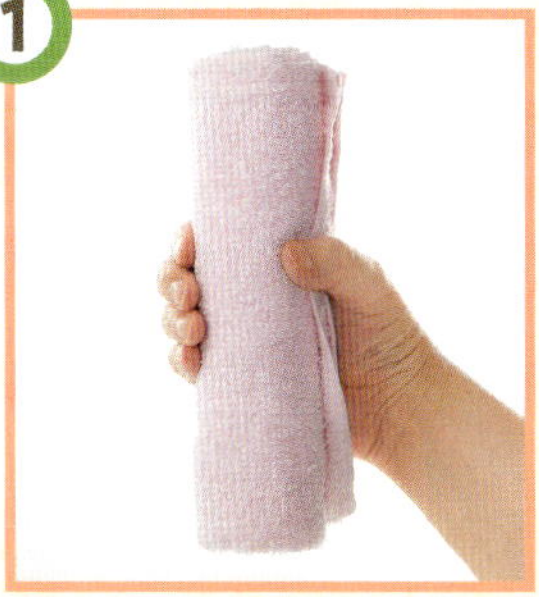

厚めのフェイスタオルをたたんでロール状にし、親指と他の指がつかない太さかを確認する（1枚で足りない場合はもう1枚足す）。

②

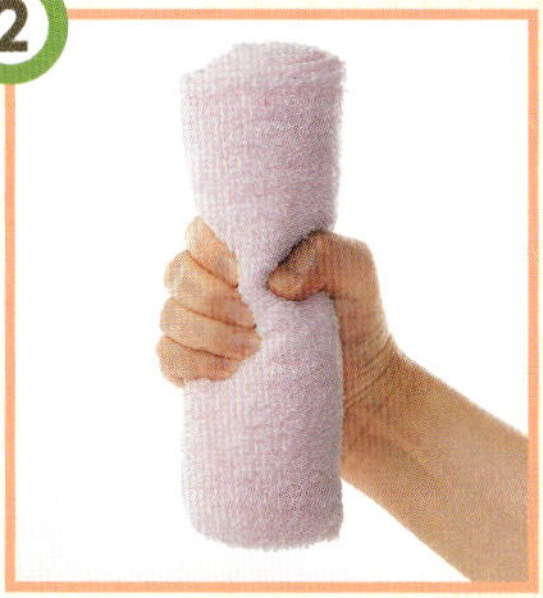

ロール状にしたタオルを2分間、軽く握る（全力を100とするなら30％くらいの力）。

③

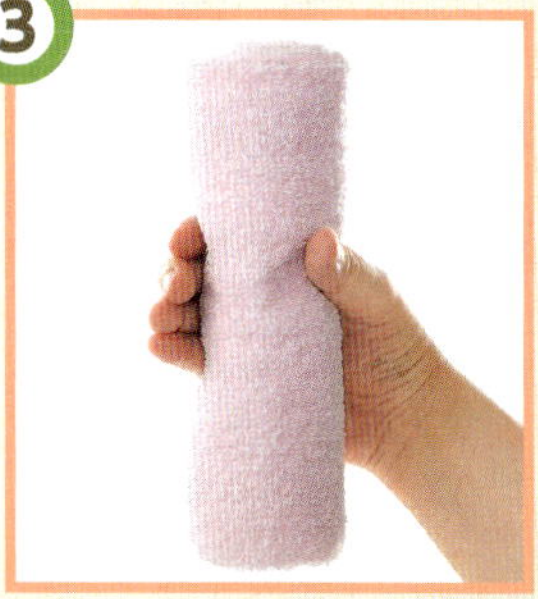

握る力をゆるめ、1分間休む。②〜③を2回繰り返して1セット。左右の手で1セットずつ行う。

日本の伝統文化的生き方のコツ❻

基本のよい姿勢「うなーじー®」で家事や仕事も楽になる

余計な力が入らず疲れにくくなる！

家事や仕事中もまた、**「正中線」を意識した正しい姿勢（うなーじー®）を心がける**ことで、体が疲れにくくなり、血管の負担も少なくなります。

例えば、重い荷物を持ち上げるとき。背筋を伸ばし、お腹に力を入れ、ひざを曲げて腰を下ろしてから持ち上げるようにし

荷物の持ち上げ方

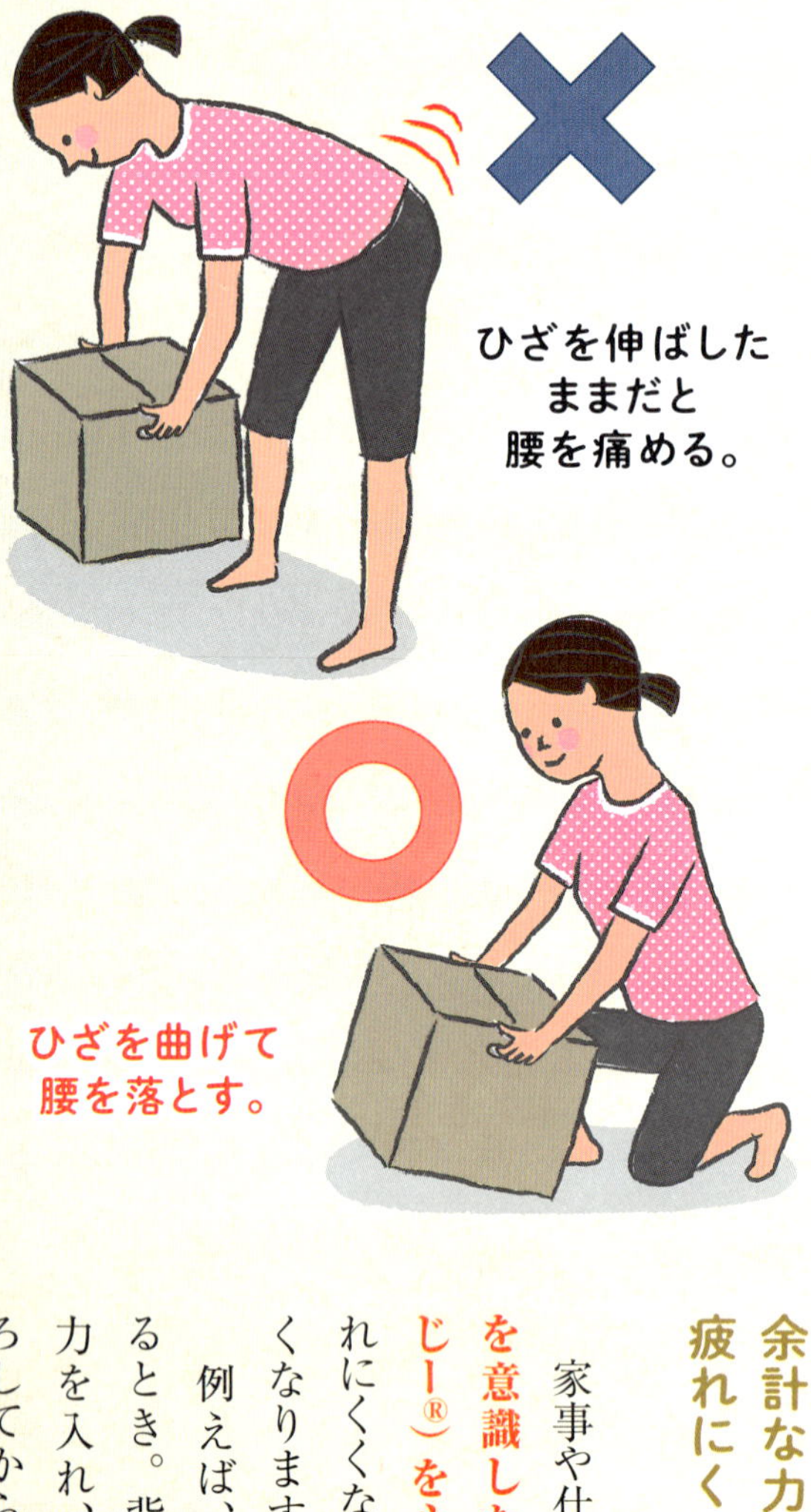
ひざを伸ばしたままだと腰を痛める。
ひざを曲げて腰を落とす。

車の運転中の姿勢

立ち仕事のときの姿勢

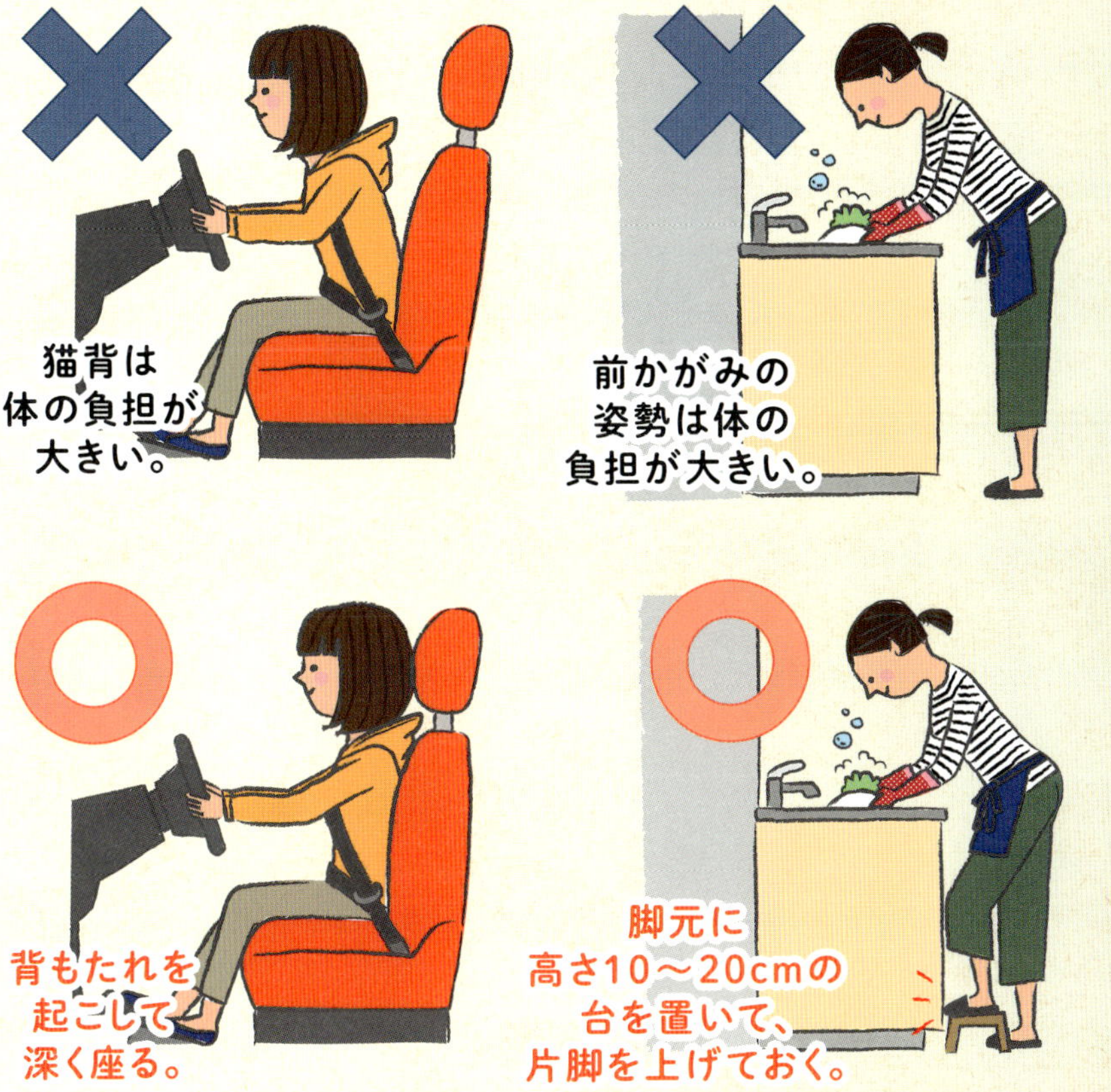
猫背は
体の負担が
大きい。
前かがみの
姿勢は体の
負担が大きい。
背もたれを
起こして
深く座る。
脚元に
高さ10〜20cmの
台を置いて、
片脚を上げておく。

ます。ひざを伸ばしたまま持ち上げようとすると、無駄な力が入って腰に負担がかかり、腰痛の原因になります。

キッチンでの作業や、朝、顔を洗うときなど、立ったまま前かがみになる場合は、脚元に台を置き、片脚を乗せて行うと、腰に余計な力を入れずにすみ、**筋肉の緊張による血圧の急上昇を防げます。**

車の運転中もまた、うなじと背筋を伸ばし、正中線を意識した正しい姿勢をとりましょう。シートの背もたれを立てて深く座り、背中をつけておくことがポイントです。脳への血流が良好に維持されるので、判断の遅れや眠気を防ぐことにもつながります。

COLUMN 2

あなたは何から始めるのがいい？

タイプ別改善対策

高血圧の方は、1日3回、血圧を測定するのが理想です。
自分がどのタイプかわかったら、最も合った改善対策から始めてみましょう。

日中、血圧が高い

呼吸でストレスをうまく流す

昼間の活動中に高くなりすぎる人は、ストレス過多気味です。自律神経が緊張し続けるため、血圧が高くなります。49ページの「うなーじー®」や51ページの「よい姿勢・正しい持ち方」で体と血管の負担を減らしつつ、37ページの「深呼吸」や78～79ページの「腹式呼吸」で気持ちを切り替え、ストレスを軽減するようにしましょう。

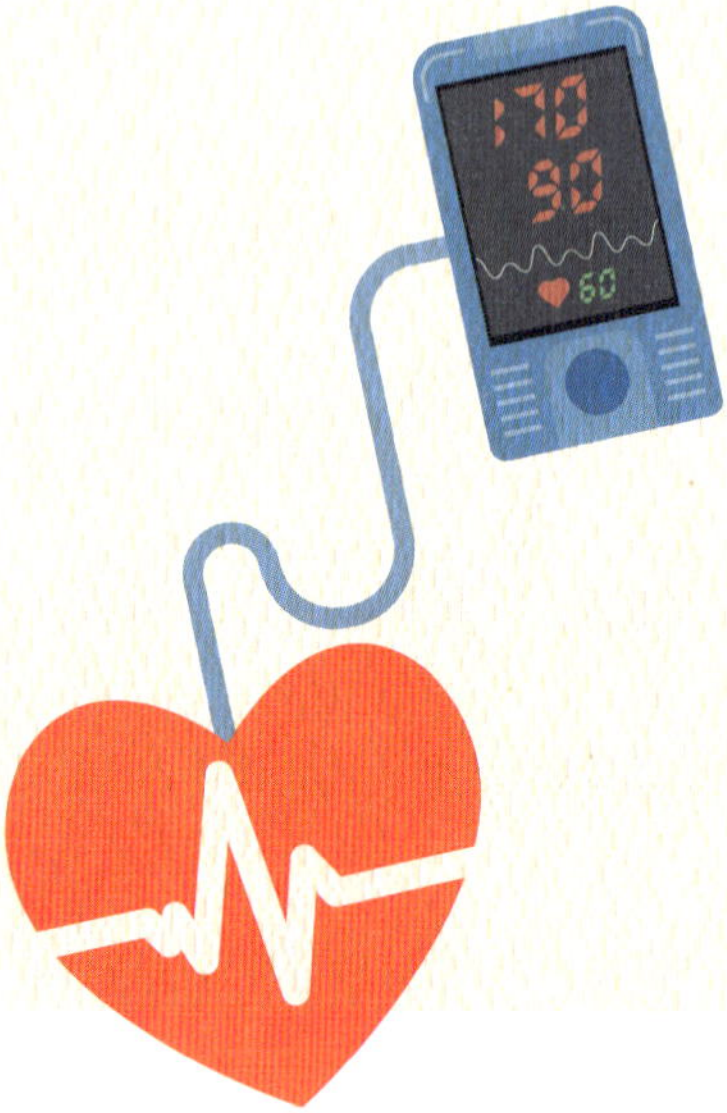

朝、血圧が高い

朝のウォーミングアップから開始

朝は血圧が上がりますが、高くなりすぎる人は、急に起きないで、33ページの「体さすり」をしてから、起きるようにしましょう。また、6～8時間の睡眠を心がけましょう。寝ている間は、血圧も下がり心臓への負担も少なくなります。就寝中は血管が修復されるので、朝の時間帯に起こりがちな、心臓や血管系のトラブルの心配も減ります。

夜、血圧が下がりにくい

就寝前のストレッチを念入りに！

夜になっても血圧が下がりにくい方がいます。夜更かしをすると食塩の感受性が高くなり、血圧が上がりやすくなるので、夕食は薄味を心がけ、就寝時間を早めましょう。さらに、就寝1時間前くらいに74～75ページの「腰ストレッチ」、76ページの「股関節伸ばし」、78～79ページの「腹式呼吸」を行うようにしましょう。

自宅や
職場で
チャレンジ

第2章

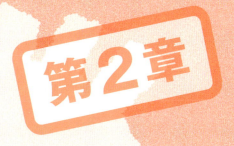

1日1分からできる！
血圧が下がる体操

運動が嫌いな方も、
忙しくて時間がないという方も、
「これなら取り組める！」はずの
「血圧が下がる体操」をご紹介。
頑張る必要はなく、
生活の中にとり入れやすいカンタンな体操ばかり。
編集部員も挑戦して実績を出したメニューです。
1日1分からチャレンジできます！

体操のやり方

- 1日のうちに、1〜8の体操を行いましょう。
- 回数は、体調に合わせて調整しましょう。
- 体調に合わせて、体操をひとつまたは数個やる方法で大丈夫です。

▼▼

毎日の暮らしの中で続けていきたい

体のゆがみ、強《こわ》張《ば》りをなくす 軽めの体操で血圧を整える

運動は頑張りすぎない 量より質を大切にする

人生100年時代といわれ、健康に気をつける人が増えてきたことはとてもよいことです。一方で、回数や距離、筋力が大事など、健康法を部分的に捉えてしまい、「頑張って歩きすぎて、股関節を痛めた」「頑張ってエクササイズをしても、数値がよくならない」という

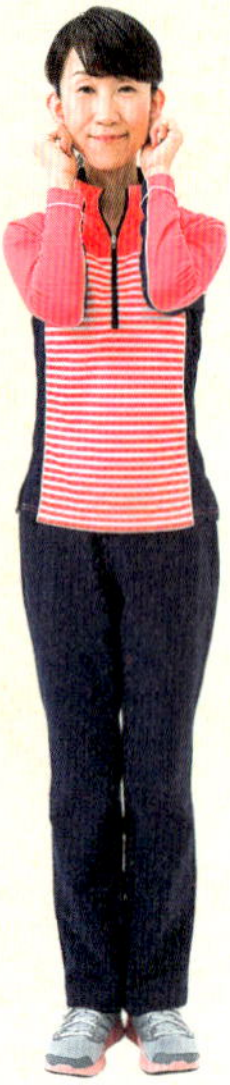

KEY POINT

ヒサエ流

結果になっては残念です。

このとき大切なのは、個々の体に合った無理のない運動をすることです。私が今、本来の武道の要素をとり入れて健康教室でみなさんにお伝えするのは、「回数を多くこなすより、ていねいに、体へのよい影響を考えながら行うこと」。量より「質」が重要なのです。

高血圧などの生活習慣病は、新陳代謝が悪いことも要因のひとつ。運動不足だと、新陳代謝は悪くなってしまいます。これから紹介する体操には、体のゆがみを正し、血流をよくして血圧を整える効果があります。体を日々新たに変えることは可能です。ぜひ、生活にとり入れてください。

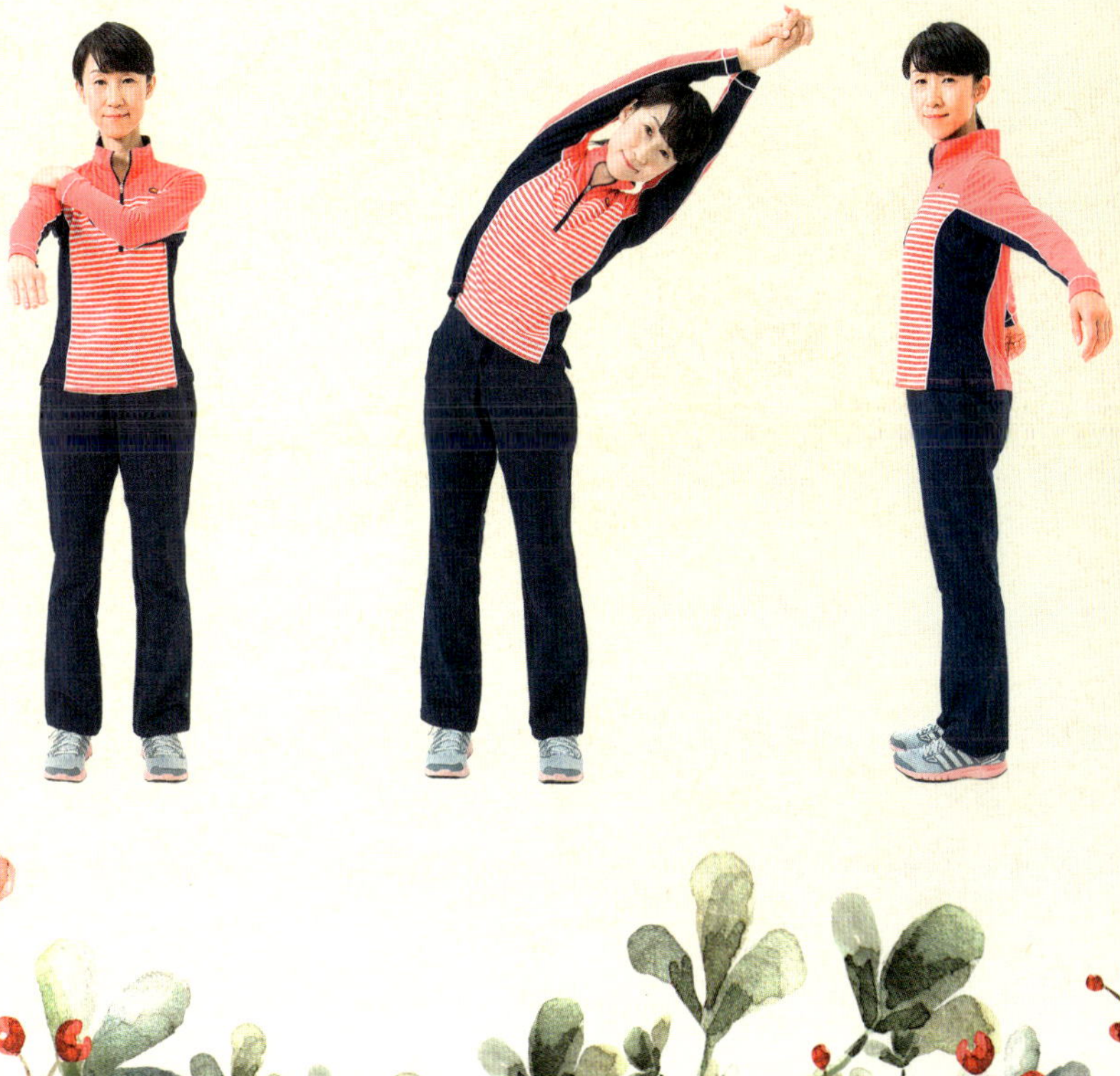

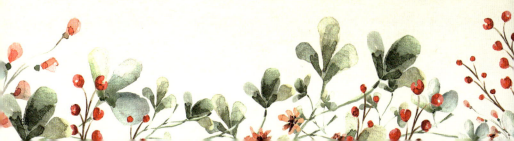

血圧が下がる体操 1

腕さすり

肩から指まで、腕をさするだけ

外側と内側 3回ずつを 両腕で行う

- 腕の外側と、内側を、それぞれ肩から指先までさすります。
- 血流がよくなり、細胞が活性化します。
- 座ってでもできます。

腕の外側

1 背筋を伸ばして片腕を前に出し、もう一方の手を肩にあてる。

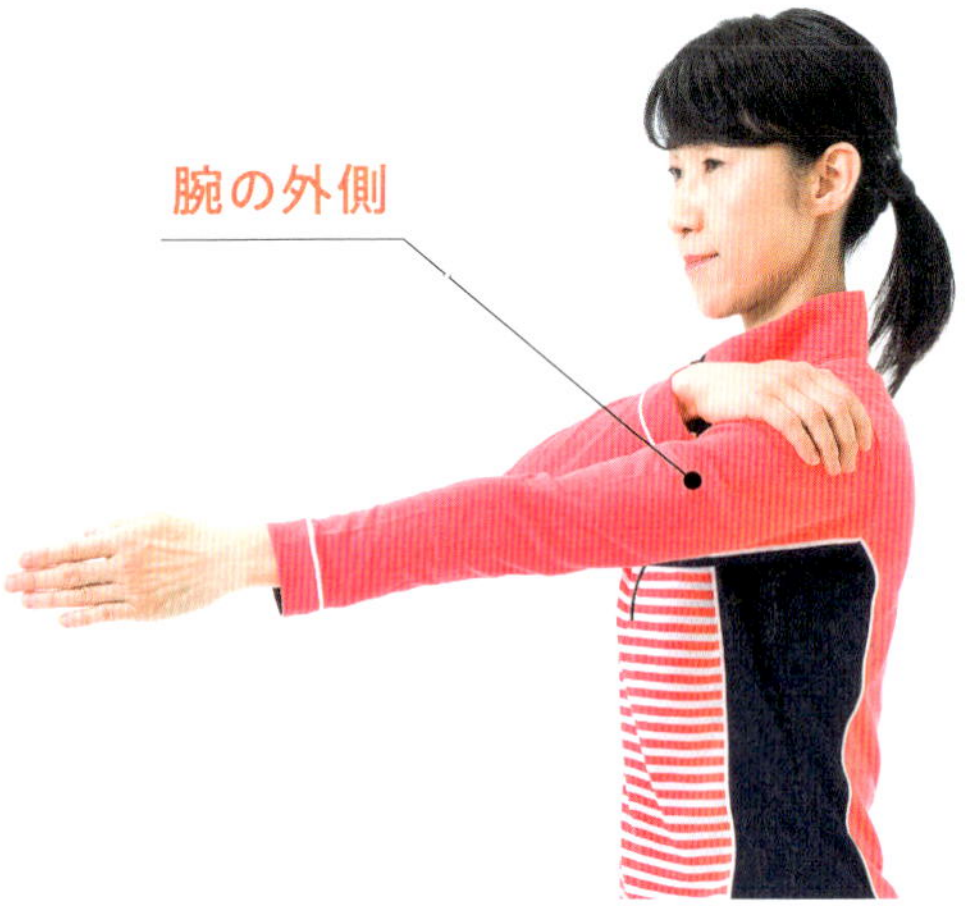

2 肩にあてた手をひじに向けて動かし、腕の外側をさする。

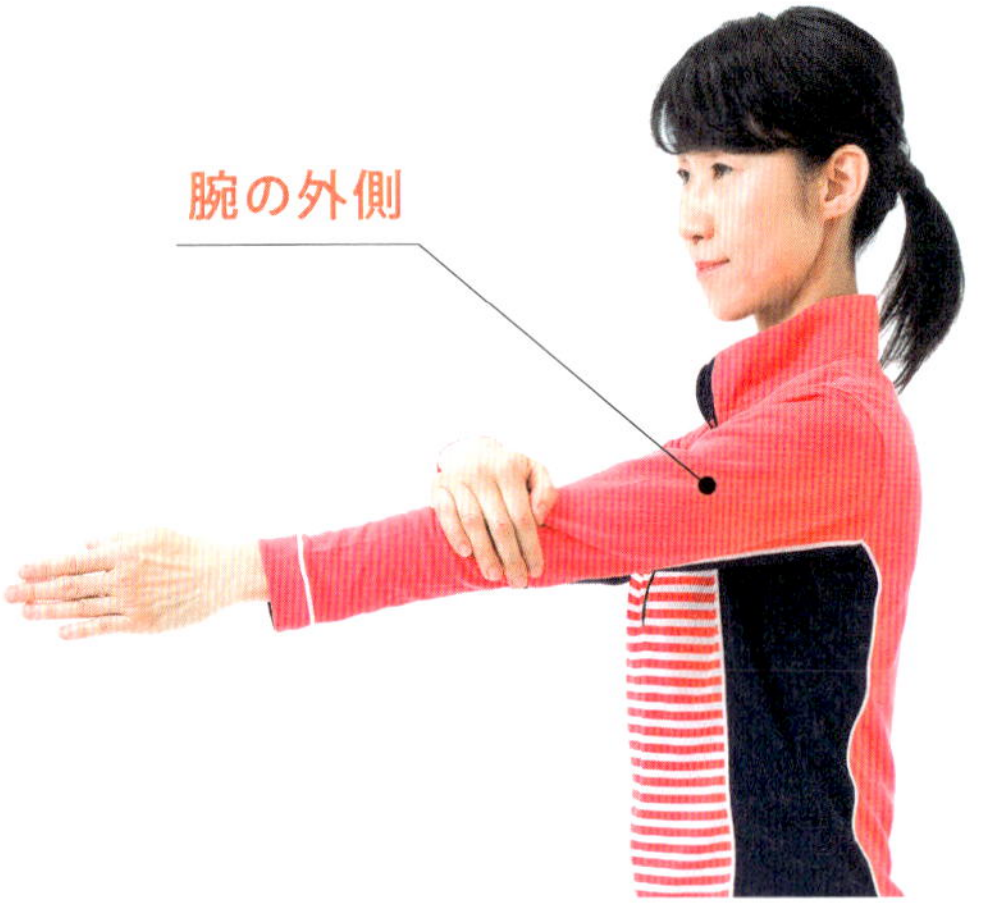

3 手をさらに指先に向けて動かし、小指・薬指・中指までさする。1～3で1回。

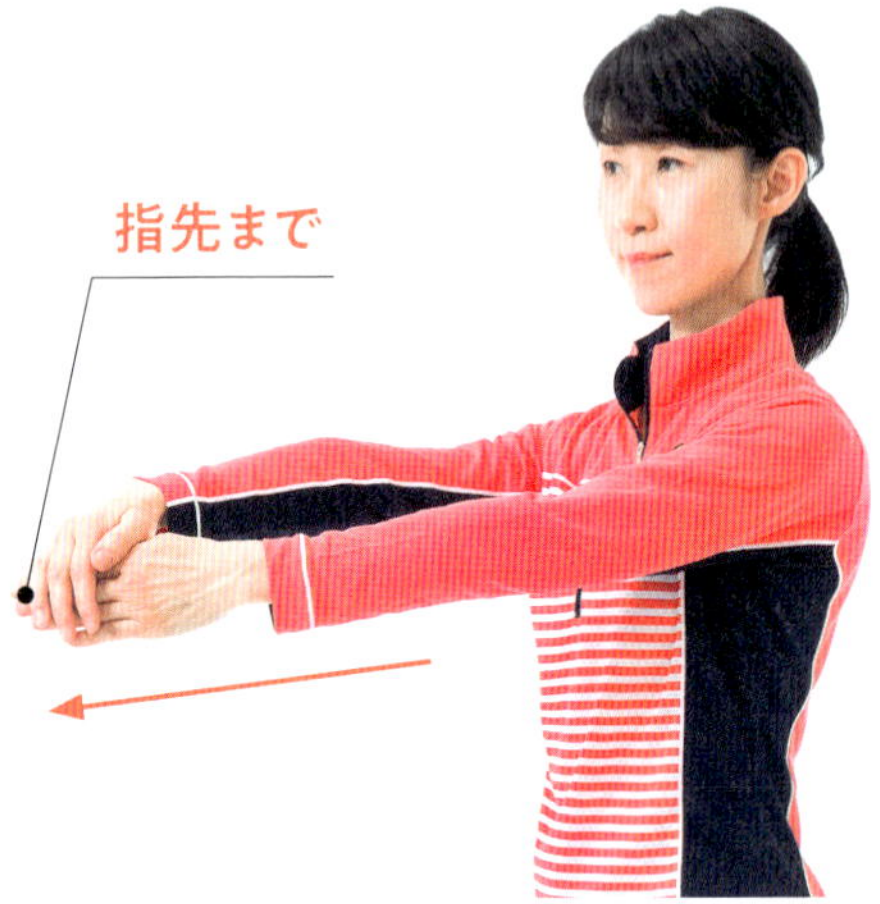

腕の内側

4

背筋を伸ばして片腕を前に出し、もう一方の手を肩にあてる。

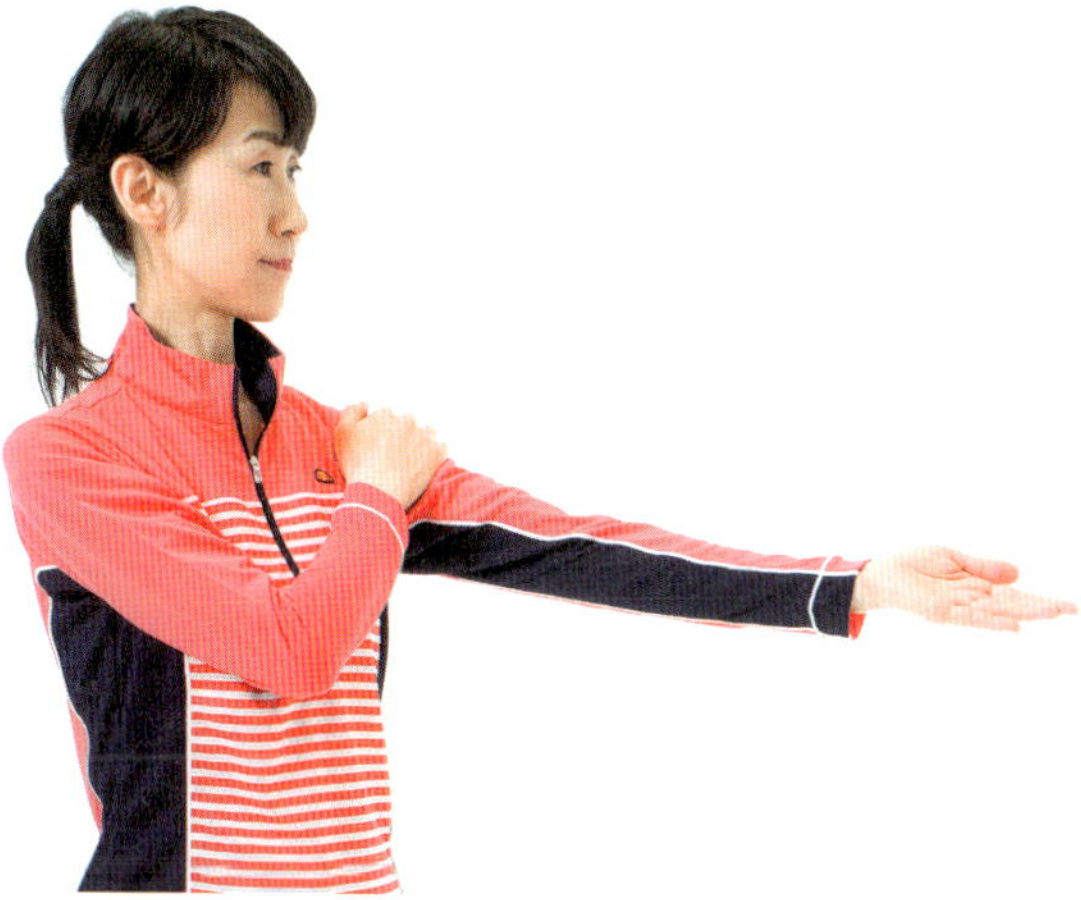

5

肩にあてた手をひじの内側に向けて動かし、腕の内側をさする。

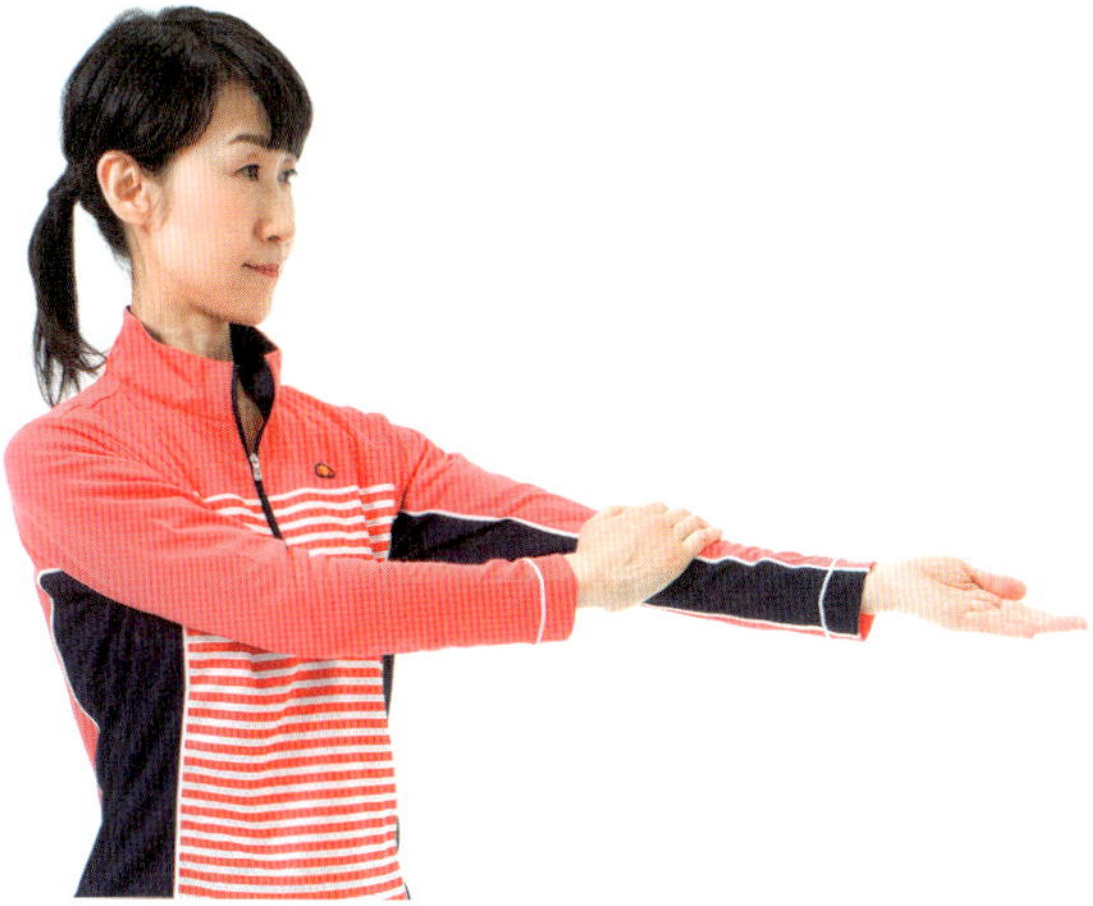

6

手をさらに指先に向けて動かし、親指・人差し指・中指までさする。

4～6で1回。

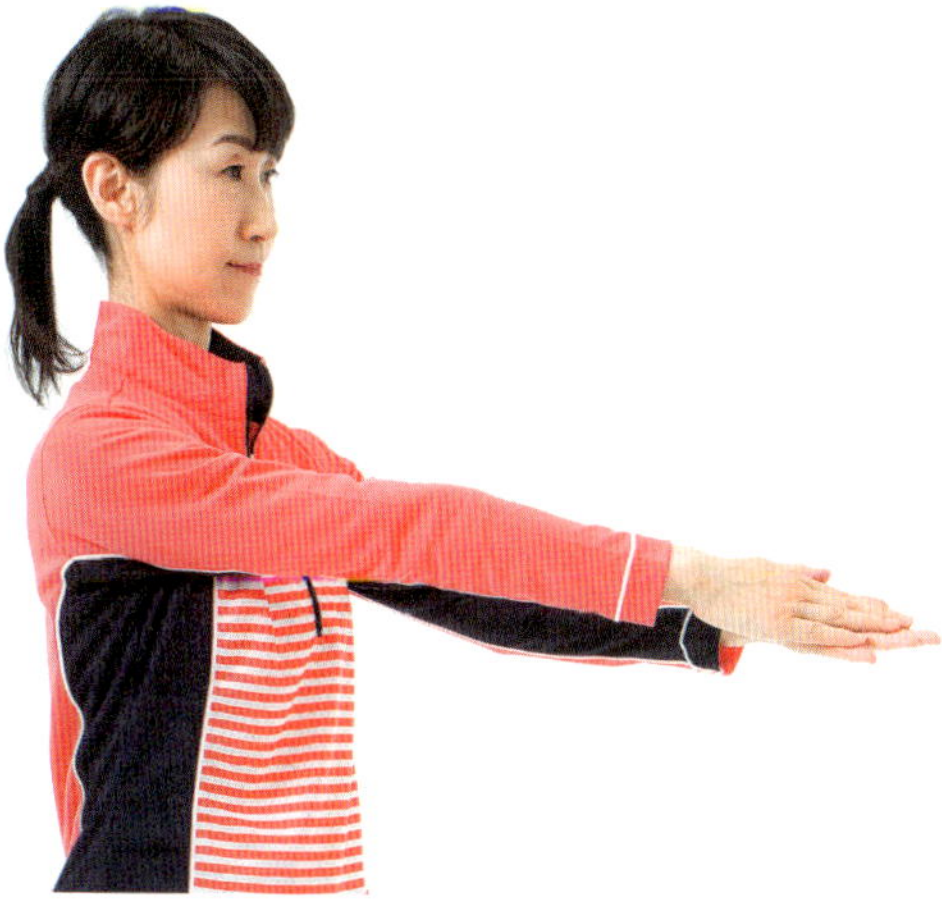

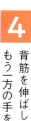

血圧が下がる体操 2

耳を刺激して血流を改善

お耳まわし

5回まわす

●座ってでもできます。

●5回を1セットとし、1日に2～3セットを目安にやってみましょう。

1

両脚を肩幅くらいに開き、背筋を伸ばして立ち、耳をやさしく持つ。

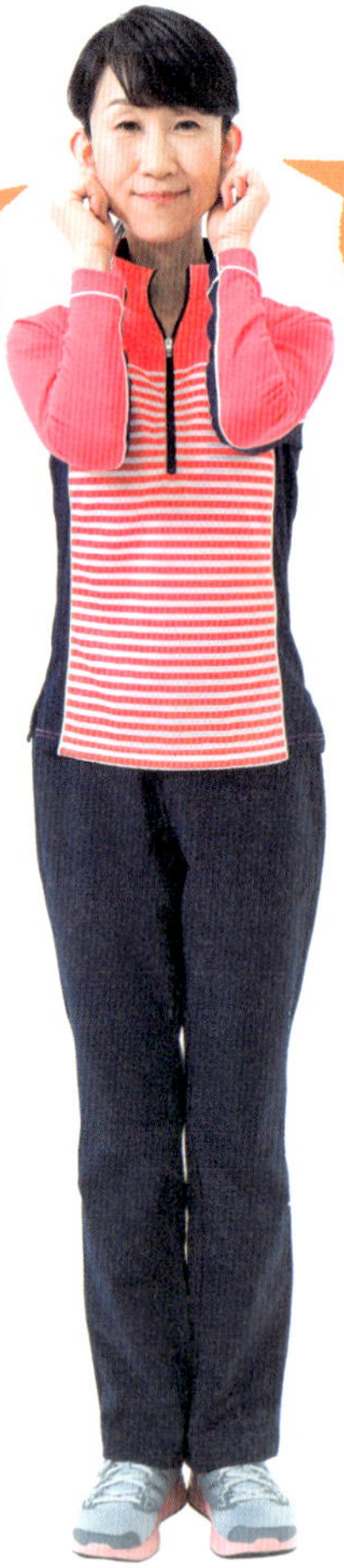

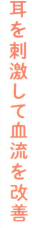

耳は軽く持ち、引っ張らないよう注意しましょう。

顔が下を向かないように注意しましょう。

まわせない人は持つだけでもOK

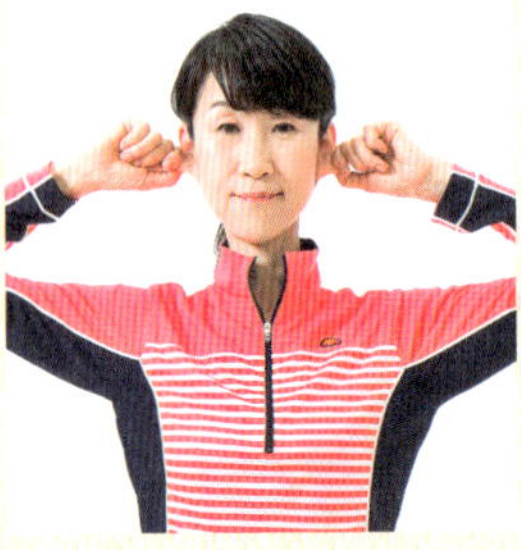

肩をまわすのが難しい場合は、耳の上部・中央・下部をそれぞれやさしく持ち、軽く引っ張って刺激するだけでも大丈夫。耳をつかむのはツボを刺激して血流を促すためなので、十分効果があります。

2

耳をつかんだまま、両ひじを前に出しながら上げていく。

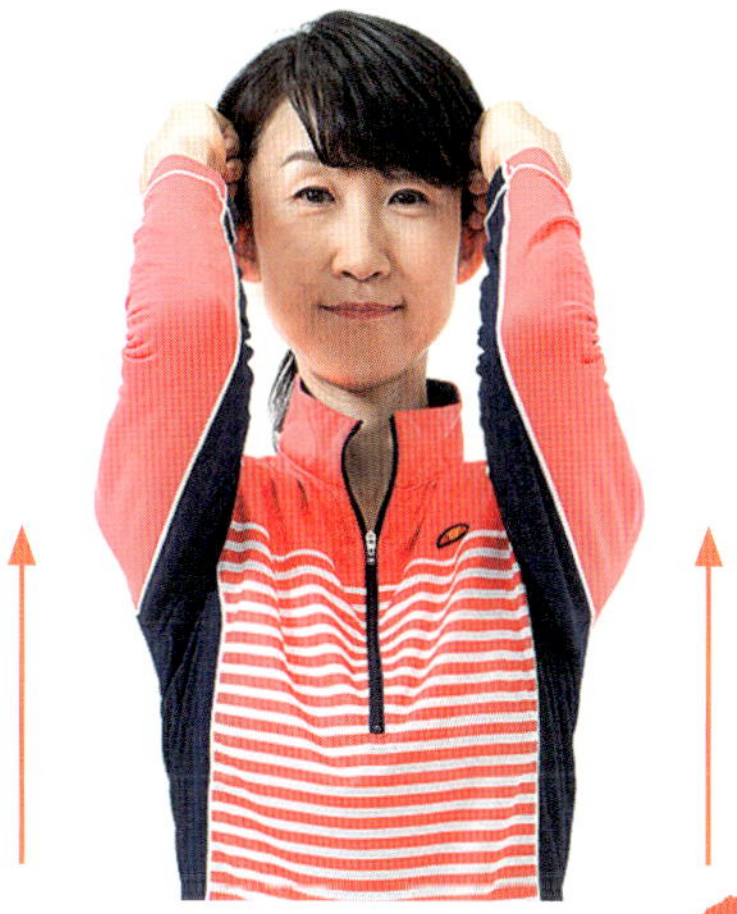

3

上げた両ひじを外側に開き、ひじと肩をぐるっとまわす。

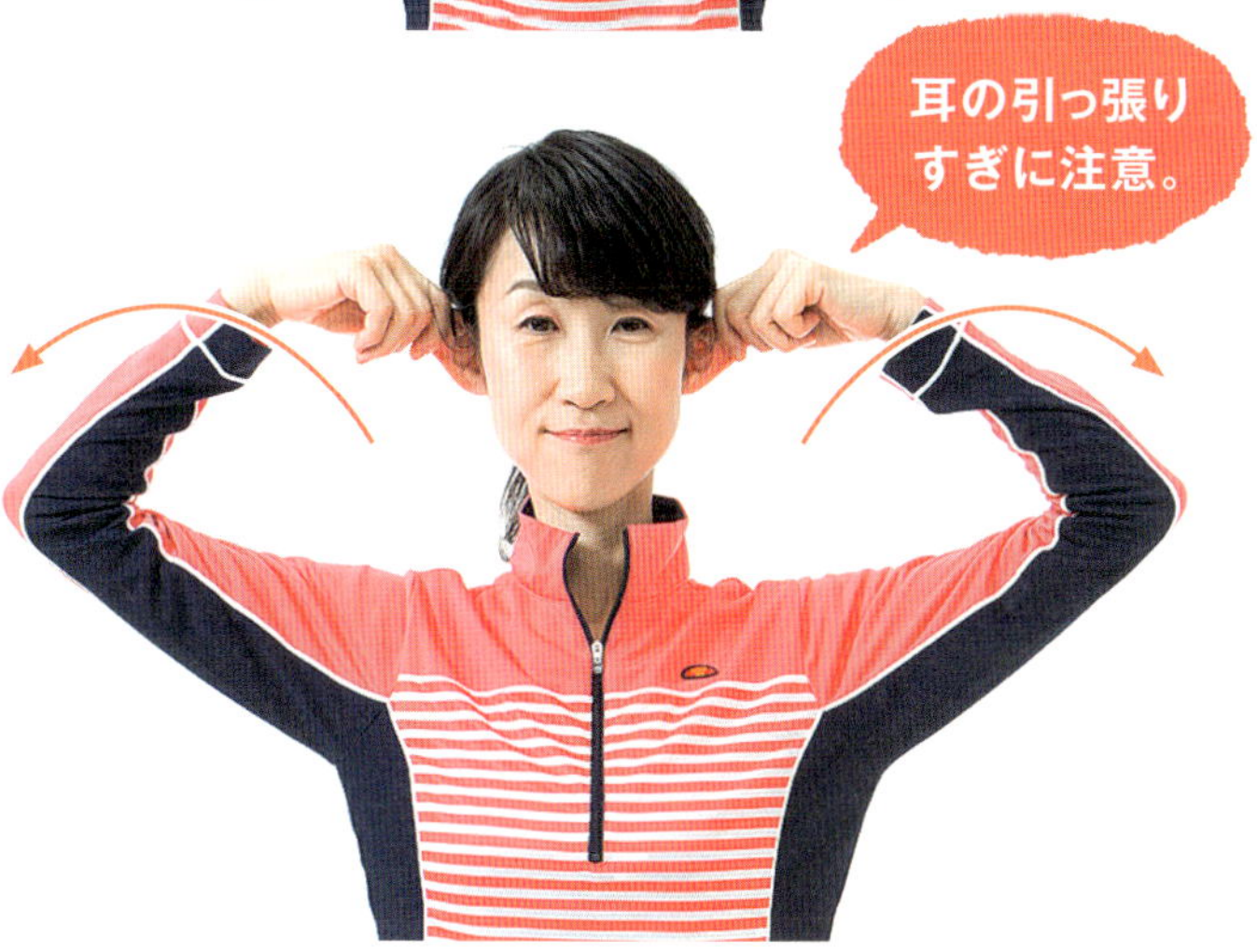

4

ひじと肩をまわし終えたら、耳をつかんだまま、脇を絞めて、最後に大きく息をはく。

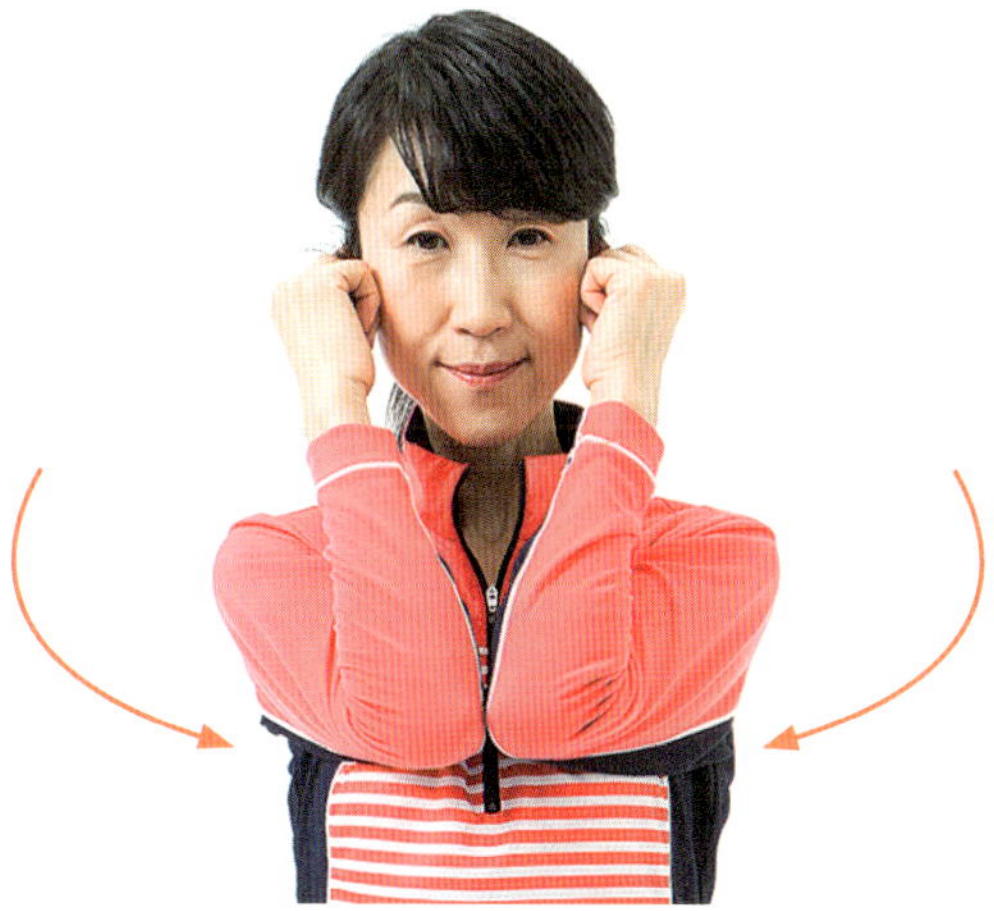

お尻トントン

お尻の筋肉をほぐして強《こわ》張《ば》りを解消

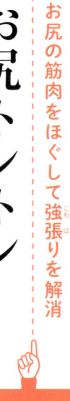

10回たたく

- 軽くたたくことで、細胞が活性化します。
- 長時間座ったあとなど、1日数セットやると効果が高まります。
- 背のないイスであれば、座ってでもできます。

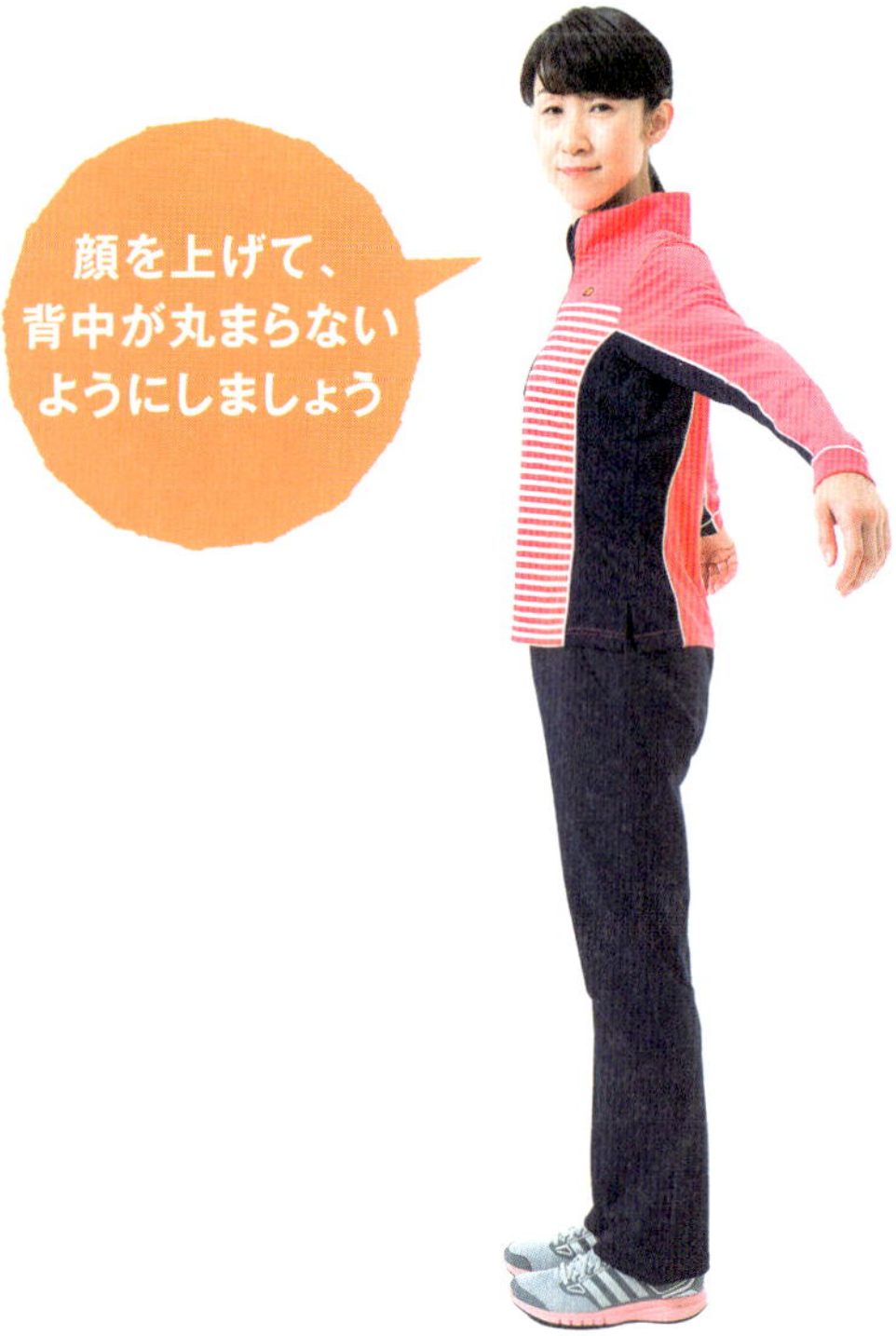
顔を上げて、背中が丸まらないようにしましょう

1 両脚を肩幅くらいに開いて立つ。

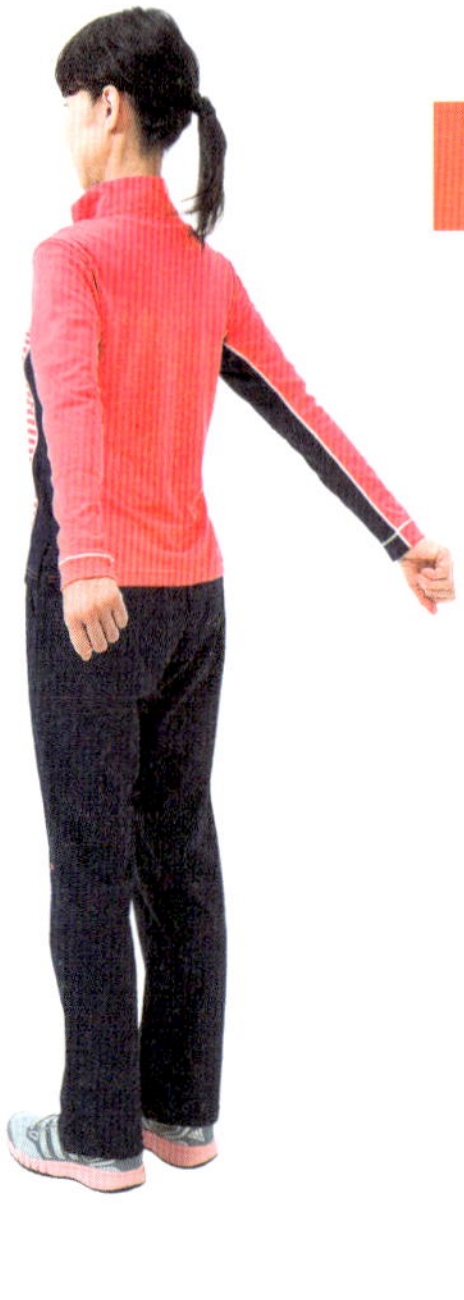

2 両手をグーにし、伸ばした腕を後ろに上げる。

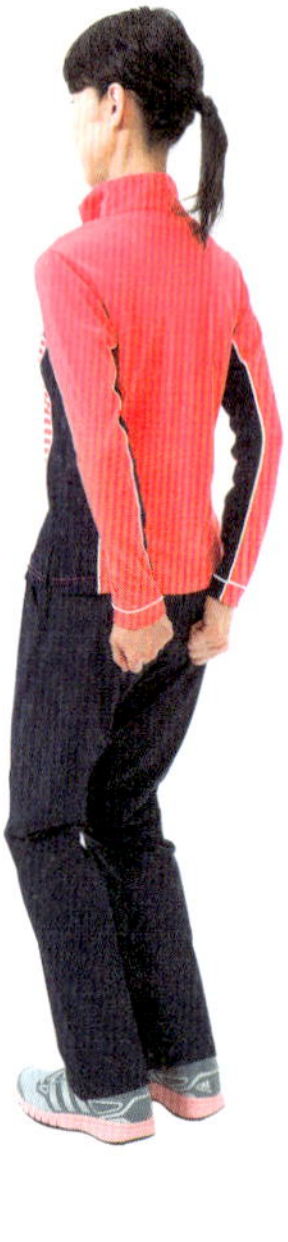

3 腕をゆっくり下ろして、グーにした手でお尻を軽くたたく。これを10回繰り返す。

血圧が下がる体操 4

座って腰まわし

腰の筋肉をほぐす&体のゆがみを整える

右まわり・左まわり 各3回ずつ

- 腰をまわすことで、血流がよくなります。
- 腰の筋肉がほぐれて、体のゆがみも整います。
- 長時間座ったあとなど、1日2～3セットやると効果が高まります。

1

背中とうなじを伸ばし、イスに浅く座る。両手はひざの上に置く。

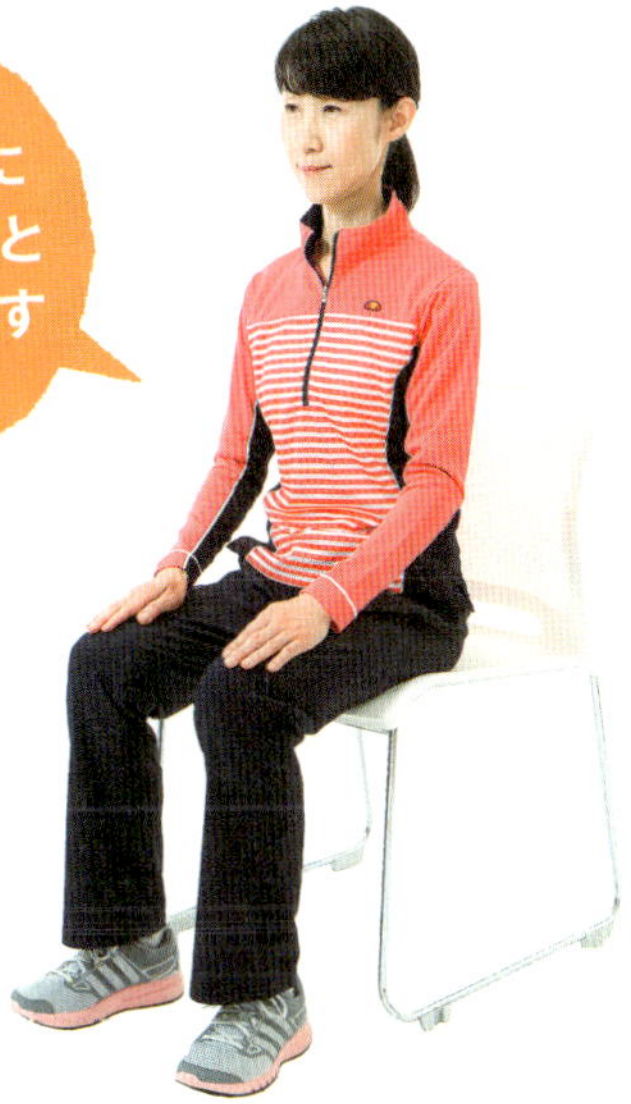

座面の前方に軽く腰かけると上手にできます

2

上半身をゆっくりと横に傾け、そのまま前方に倒し、腰を中心に上半身をぐるっとまわす。3回繰り返す。逆まわりも同様に行う。

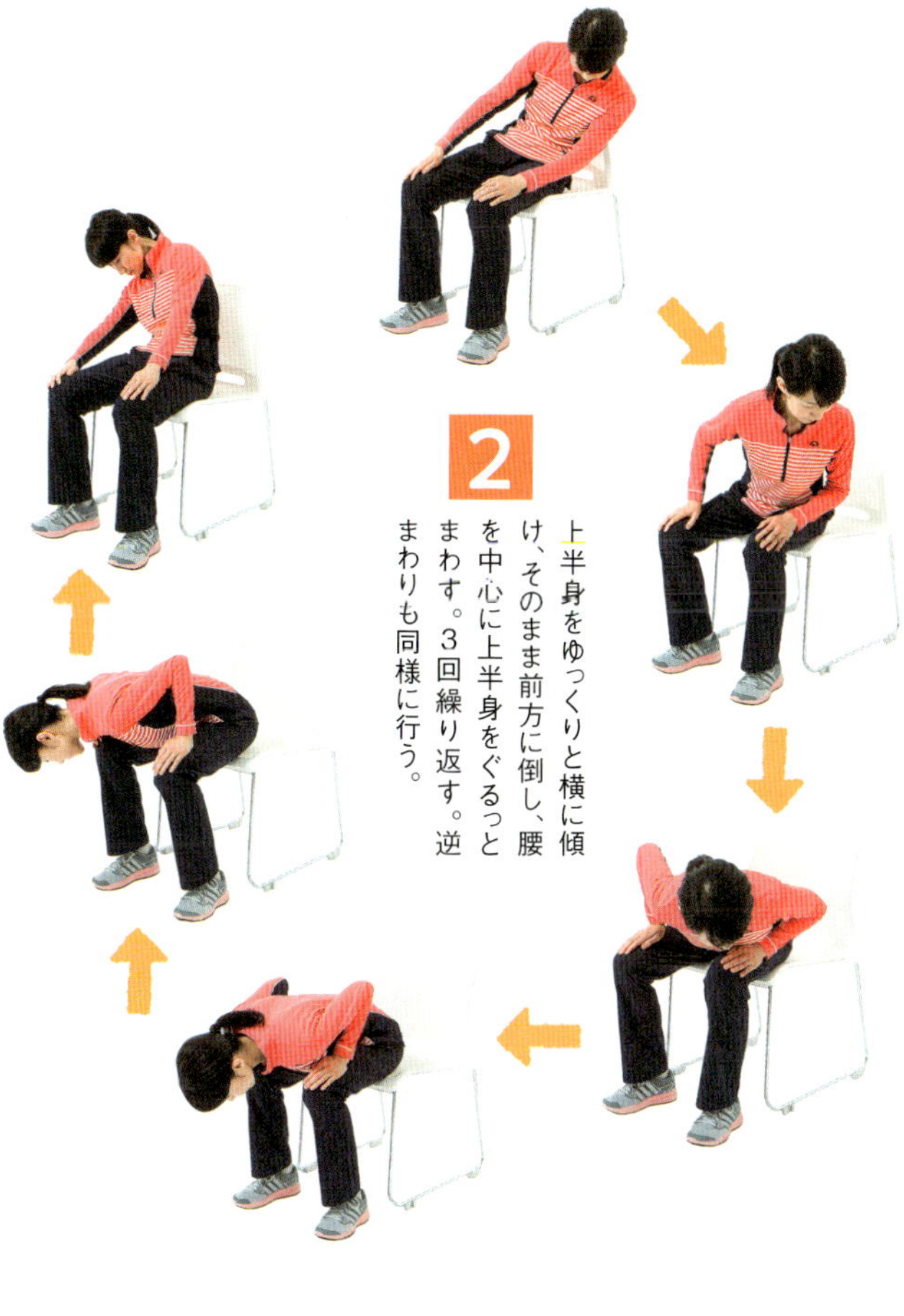

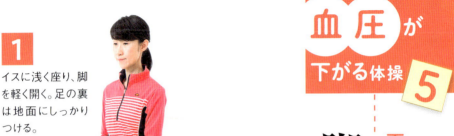

血圧が下がる体操 5

脚さすり

下半身の血流をよくして代謝を上げる

両脚各3回ずつ

●軽くさすることで、血流がよくなります。

●長時間座ったあとなどの習慣にすると、効果が高まります。

片脚ずつ、両手を使ってさすっていきましょう

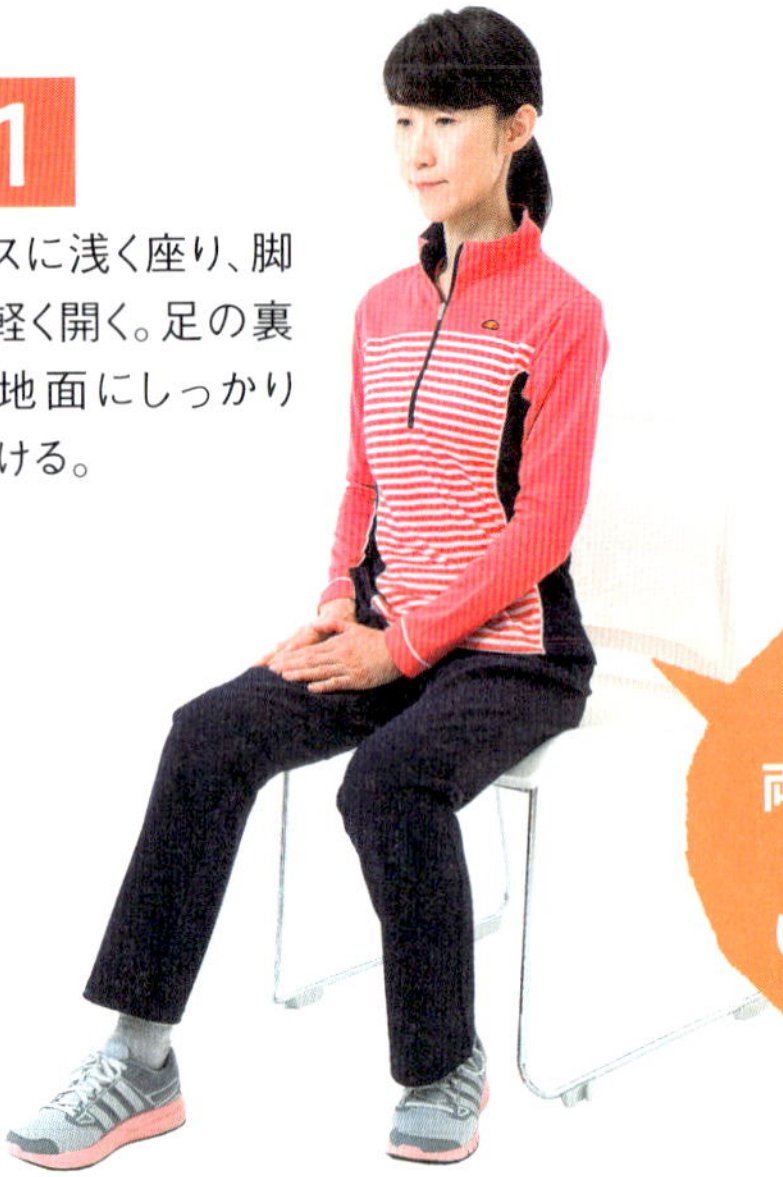

1

イスに浅く座り、脚を軽く開く。足の裏は地面にしっかりつける。

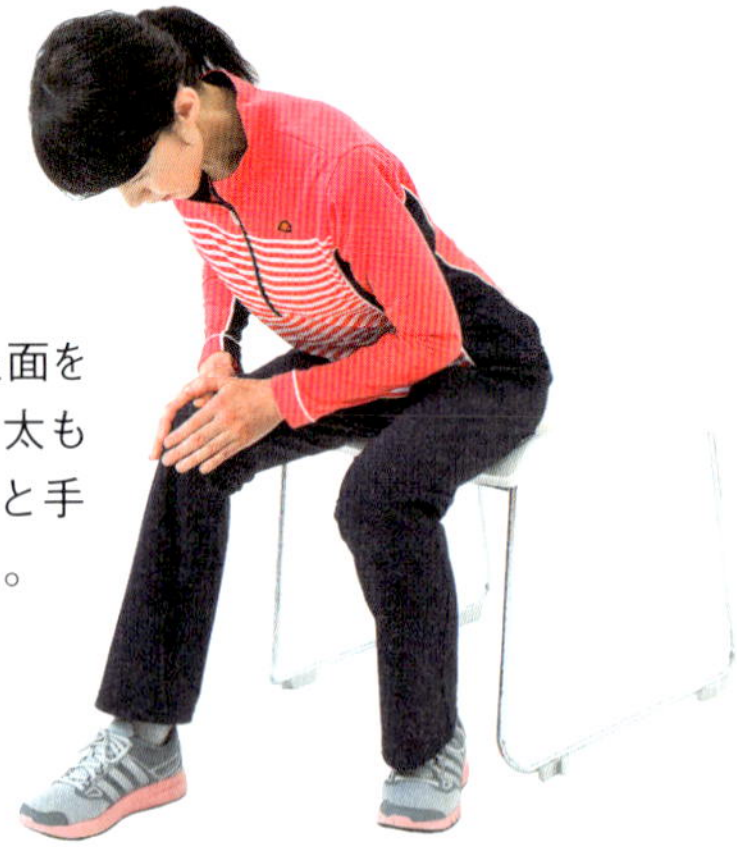

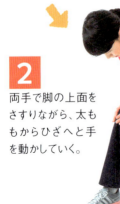

2

両手で脚の上面をさすりながら、太ももからひざへと手を動かしていく。

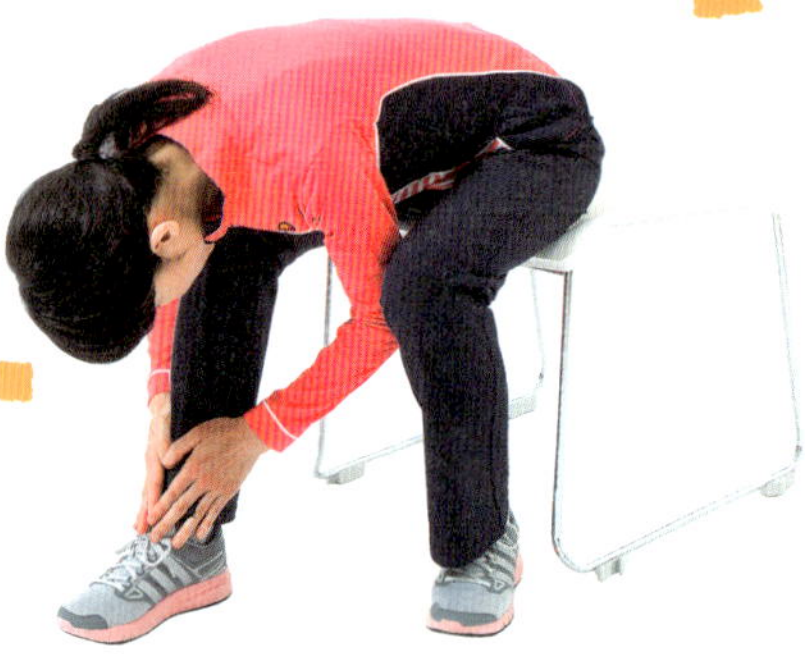

3

脚の前面をさすりながら、ひざから足もとへと手を動かしていく。

6

両手が脚の付け根に到達したら、1回。3回繰り返す。逆側の脚も同様に行う。

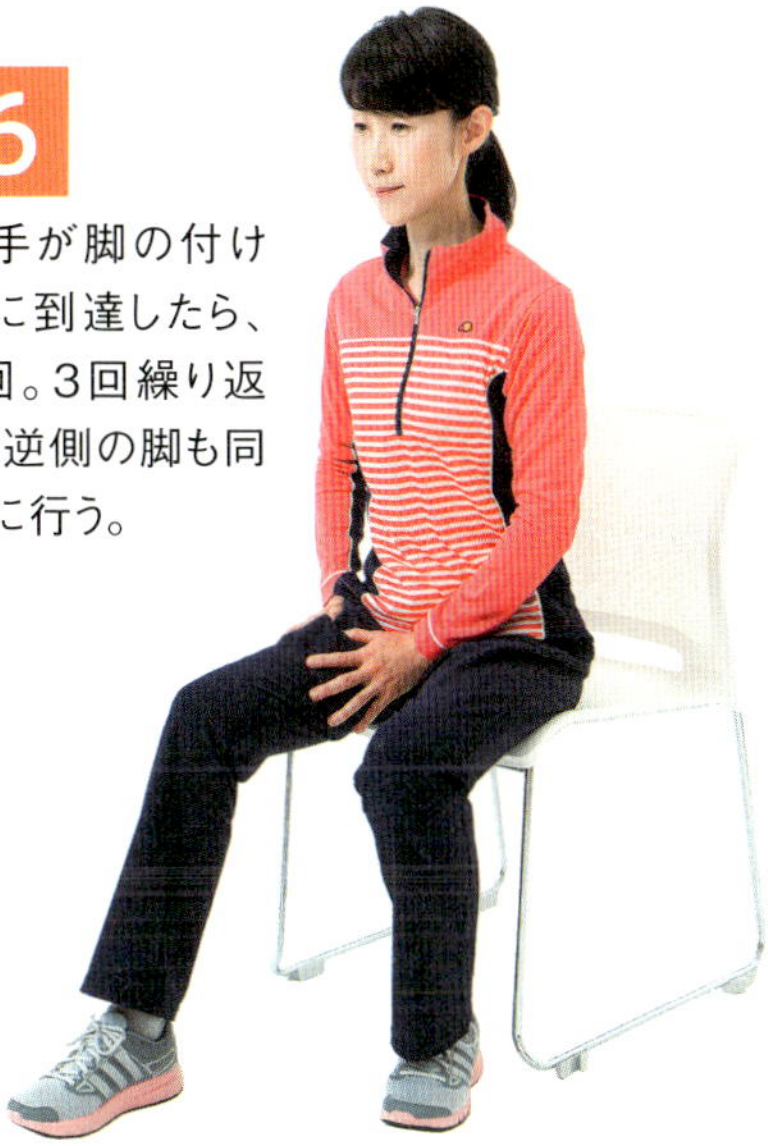

第2の心臓・ふくらはぎは特に念入りにさすりましょう

ふくらはぎの筋肉は、足もとに下りた血液を心臓に戻す「ポンプ役」の働きをしています。ふくらはぎの筋肉をさすると、筋肉がほぐれて血流がよくなり、代謝もアップします。

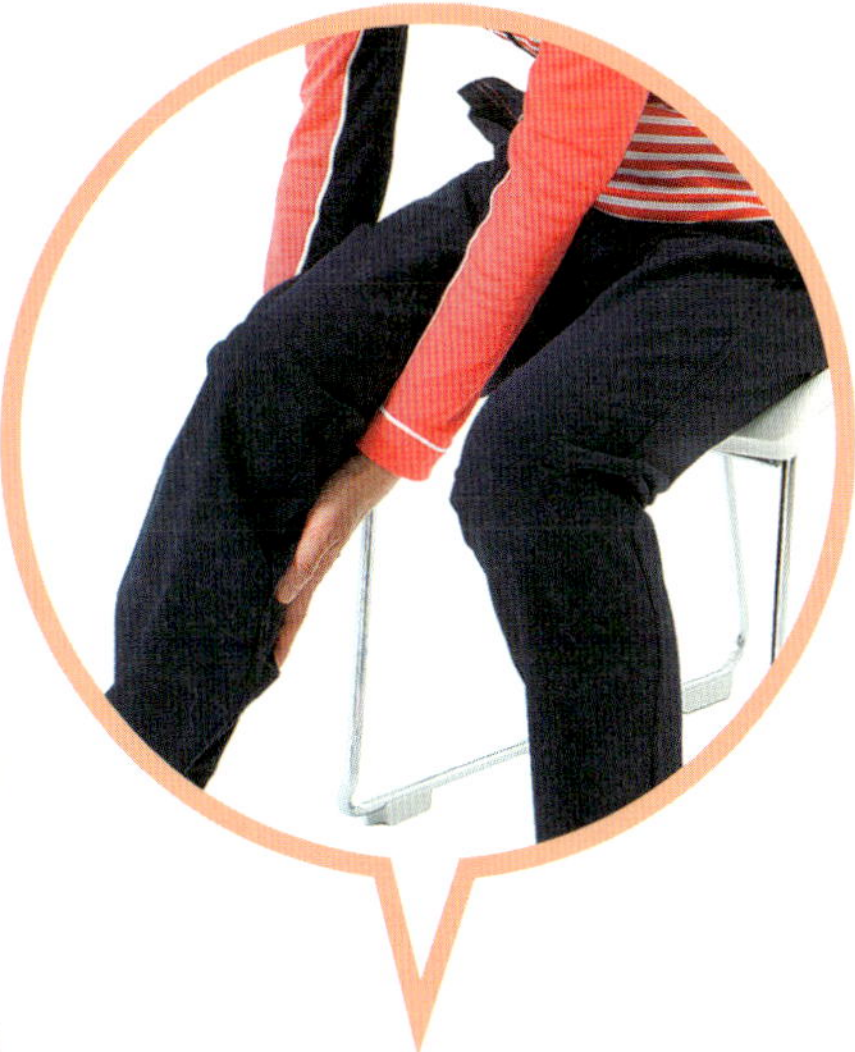

5

ふくらはぎのあとは、太ももの側面、裏面をさすりながら、手を脚の付け根まで移動させる。

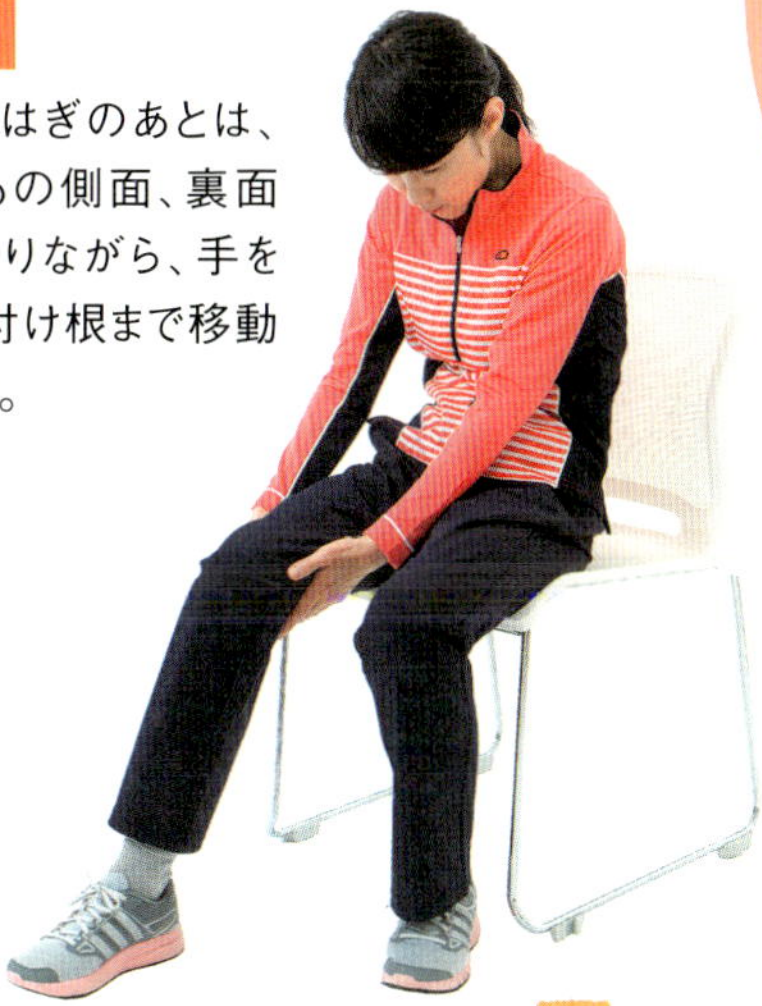

4

足もとまで到達したら、両手を脚の裏側に移動させる。両手でさすりながら、足首、ふくらはぎへと手を動かしていく。

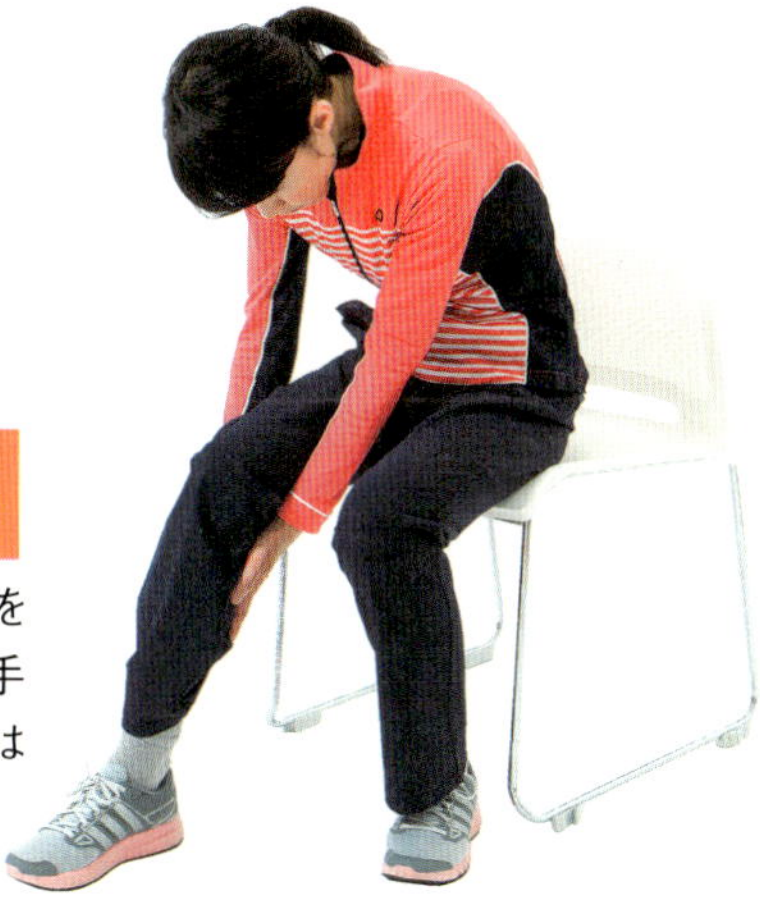

血圧が下がる体操 6

ゆらゆら腕肩伸ばし

体の軸を整え、全身の筋肉をほぐす

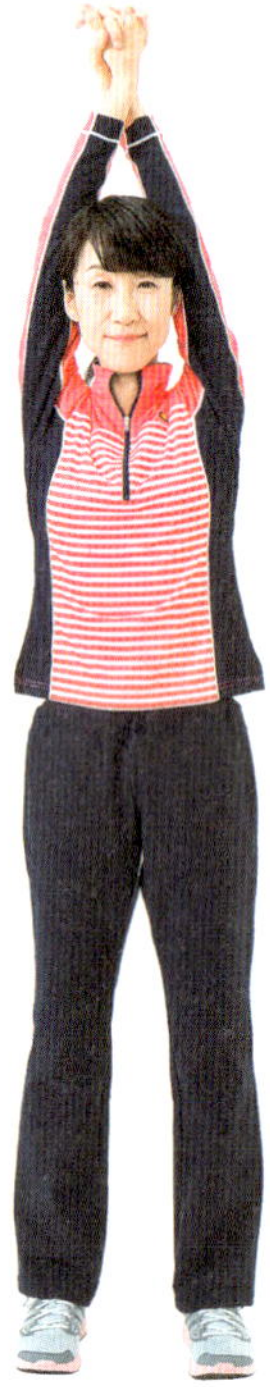

1

脚を肩幅より少し広めに開いて立ち、両手を上に伸ばし、手の先をクロスさせて握る。

体を気持ちよく伸ばしましょう

クロスできない人は、手を合わせるだけでもOK。

2

そのまま体を横に倒し、体の脇が伸びていることを感じながら、左右に1〜5回、体をゆらゆらさせる。

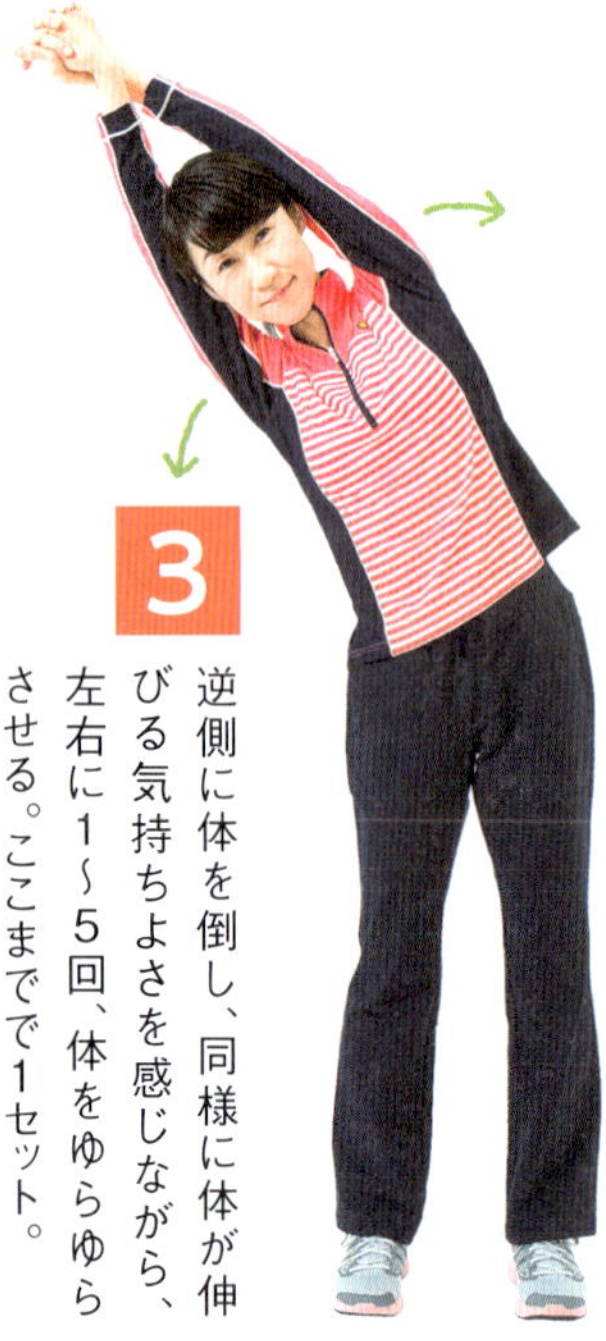

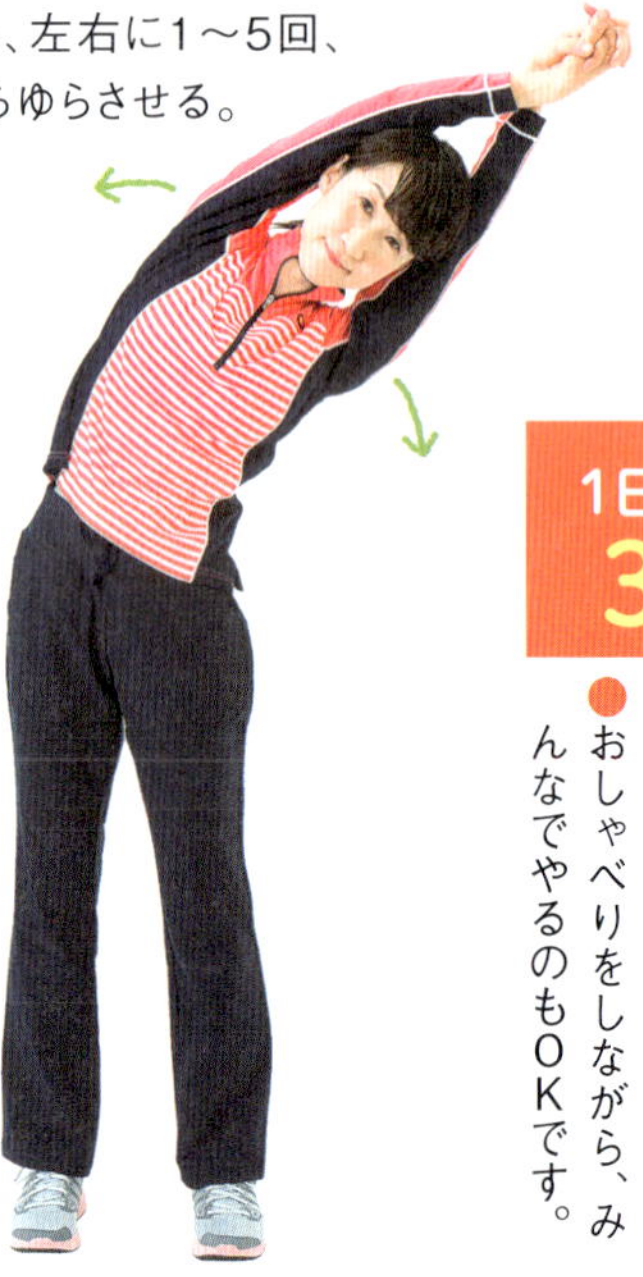

3

逆側に体を倒し、同様に体が伸びる気持ちよさを感じながら、左右に1〜5回、体をゆらゆらさせる。ここまでで1セット。

1日のうちに3セット

- 全身の血流がよくなり、脳も活性化します。
- 朝、昼、夜で1セットずつ行うと効果が高まります。
- おしゃべりをしながら、みんなでやるのもOKです。

ゆらゆら腕肩伸ばし

座り姿勢

1

脚を少し開いてイスに座り、足の裏をしっかり地面につける。両手を上げ、手の先をクロスさせて握り、上半身を気持ちよく伸ばす。

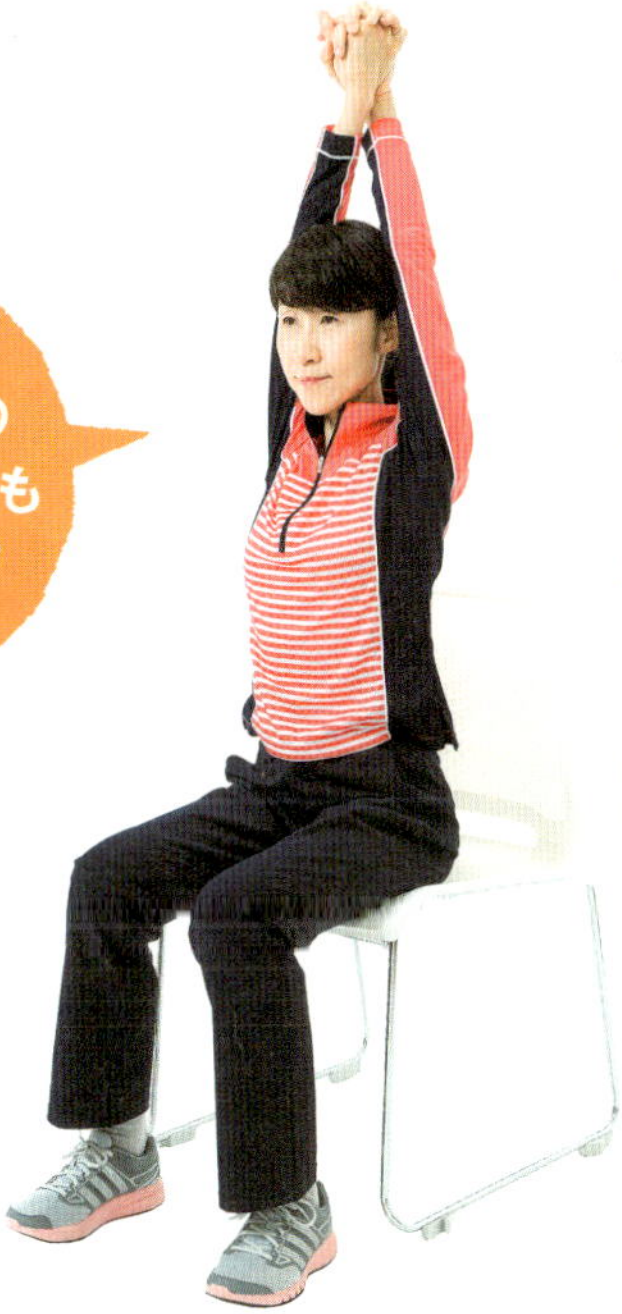

仕事の合間のリフレッシュにもぴったりです

2

そのまま上半身を横に倒し、体の側面をしっかりと伸ばす。その状態から、左右に1～5回、体をゆらす。

3

上半身を反対側に倒し、同様に体の側面を伸ばす。その状態から、左右に1～5回、体をゆらす。ここまでで1セット。

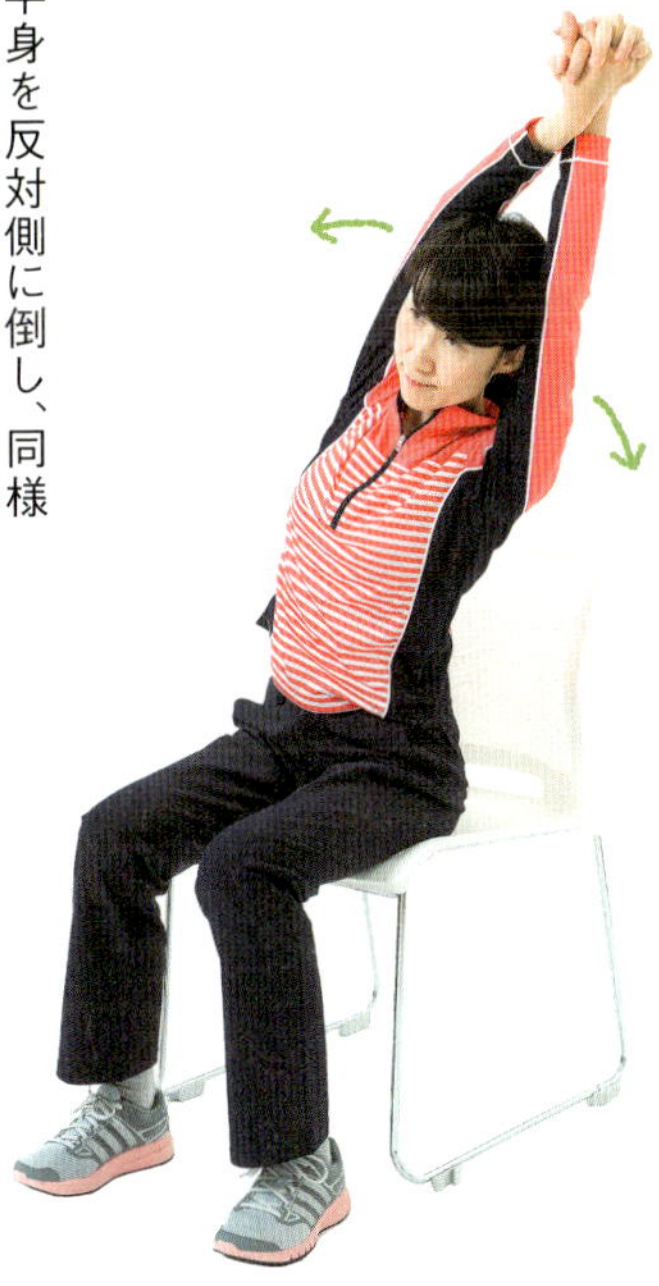

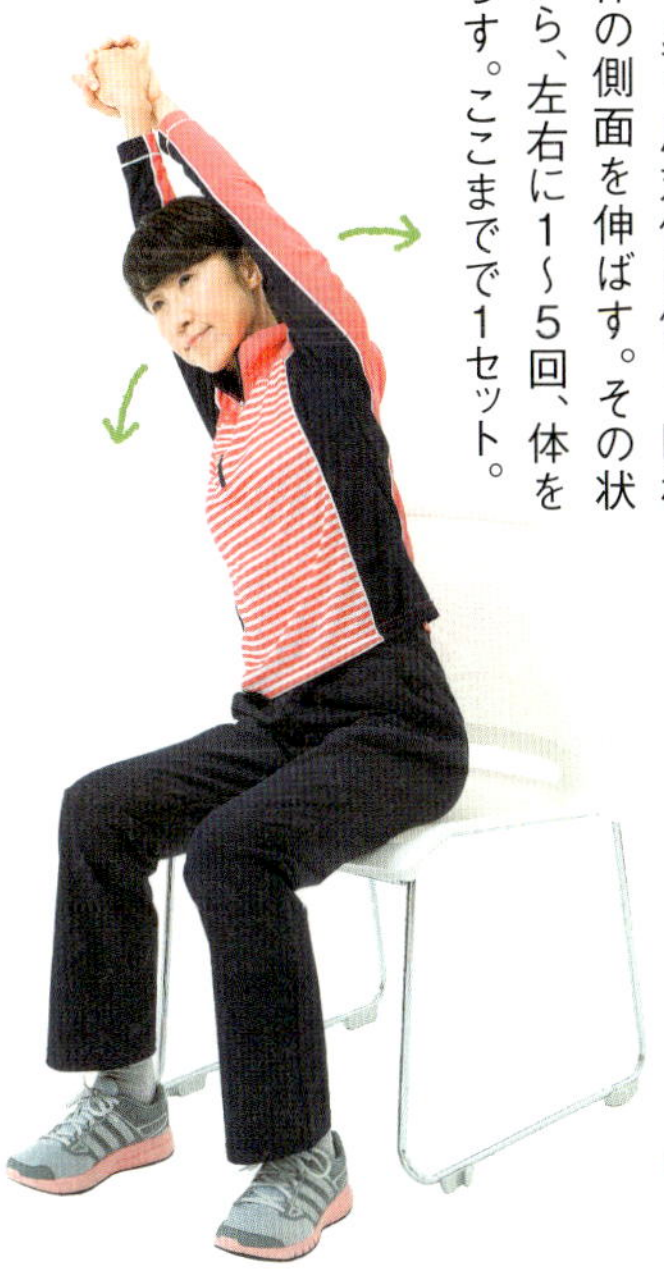

1日のうちに 3セット

- 全身の血流がよくなり、脳も活性化します。
- 朝、昼、夜で1セットずつ行うと効果が高まります。
- おしゃべりをしながら、みんなでやるのもOKです。

血圧が下がる体操 7

寝る前の腰ストレッチ

睡眠中に体を修復する準備体操

1回

●右側、左側は、やりやすいほうからでOKです。

●血流がよくなり、睡眠中の代謝が上がります。

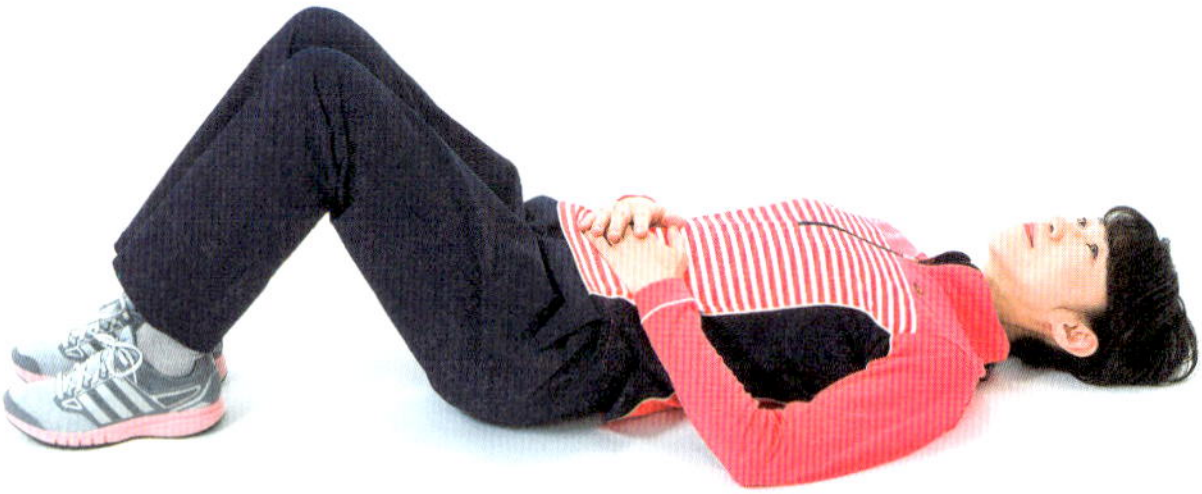

1 仰向けになり、ひざを軽く曲げる。

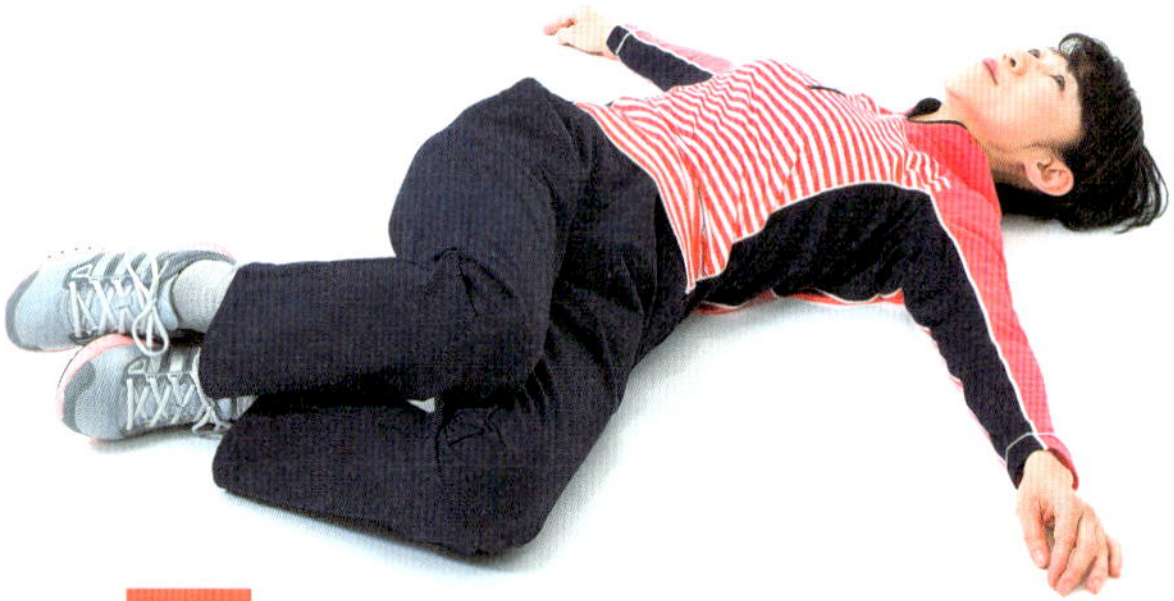

2 上半身は仰向けのまま、脚を横に倒す。

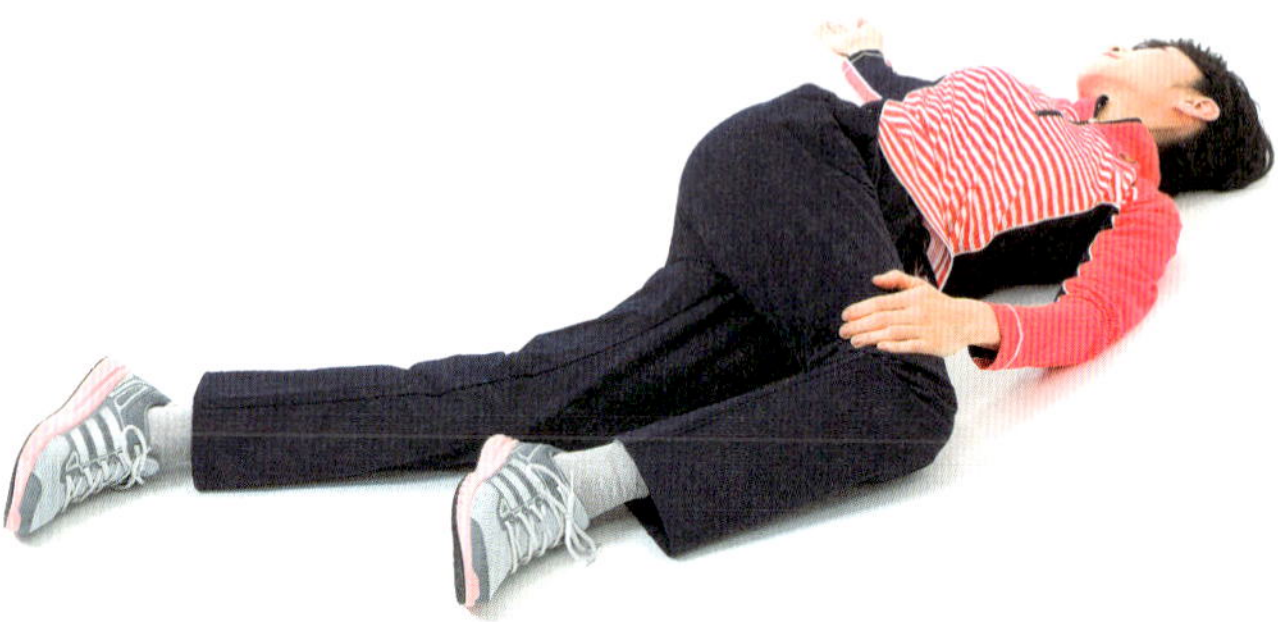

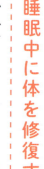

3 上になっている脚を手で押さえながら、もう一方は軽く伸ばし、上半身は逆側に倒す。首や上半身の側面、太ももの裏が伸びていることを意識しながら、30秒間リラックス。

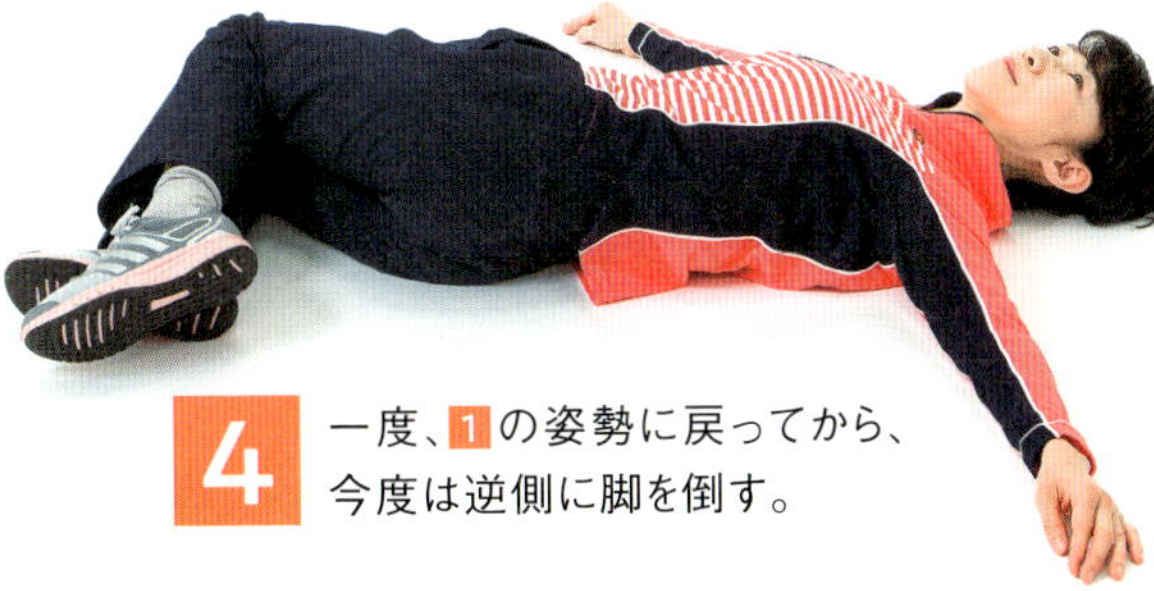

4 一度、1の姿勢に戻ってから、今度は逆側に脚を倒す。

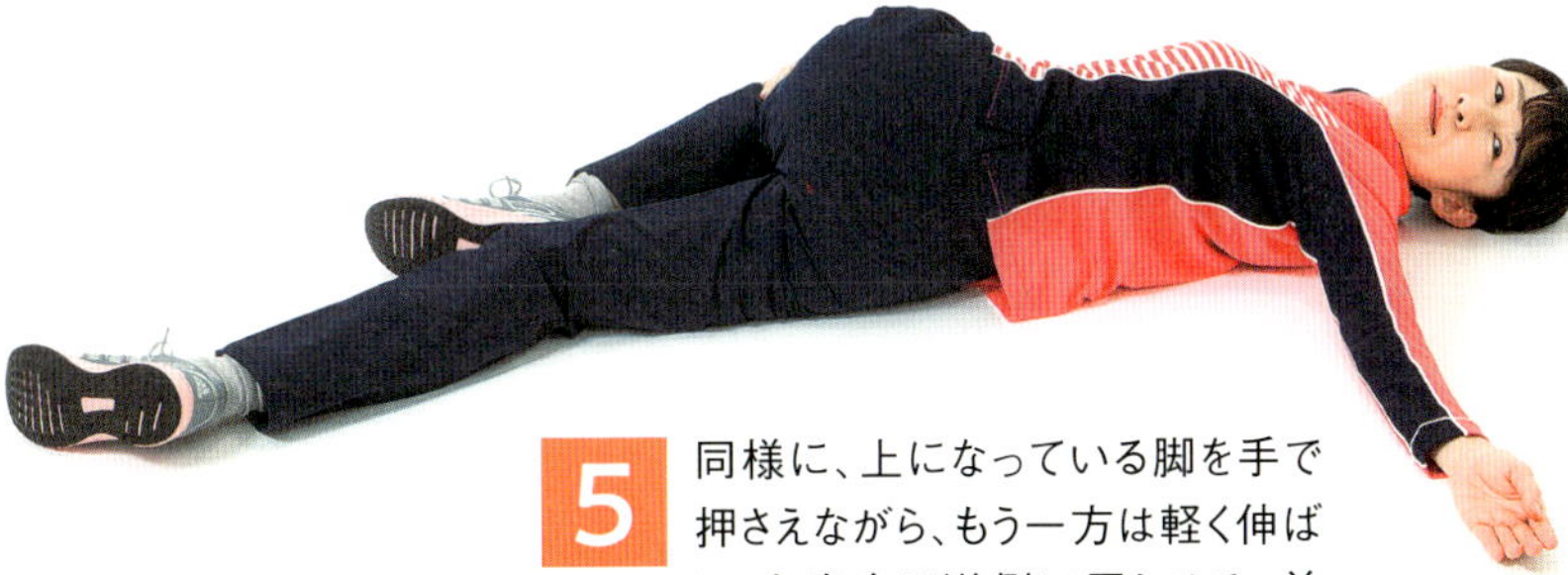

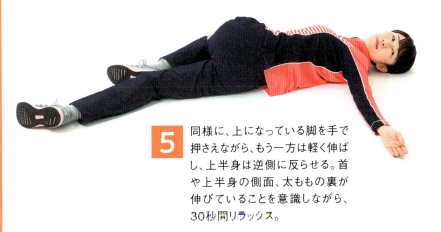

5 同様に、上になっている脚を手で押さえながら、もう一方は軽く伸ばし、上半身は逆側に反らせる。首や上半身の側面、太ももの裏が伸びていることを意識しながら、30秒間リラックス。

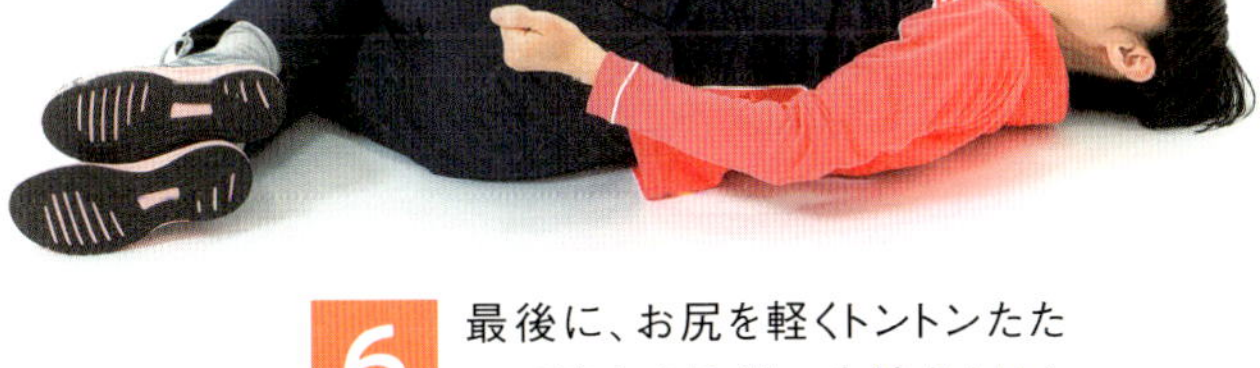

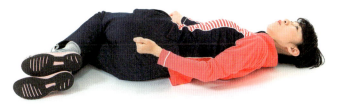

6 最後に、お尻を軽くトントンたたいて筋肉をほぐし、血流をよりよくしてから終了。

血圧が下がる体操 8

股関節伸ばし

1日の行動で疲れた下半身をほぐす

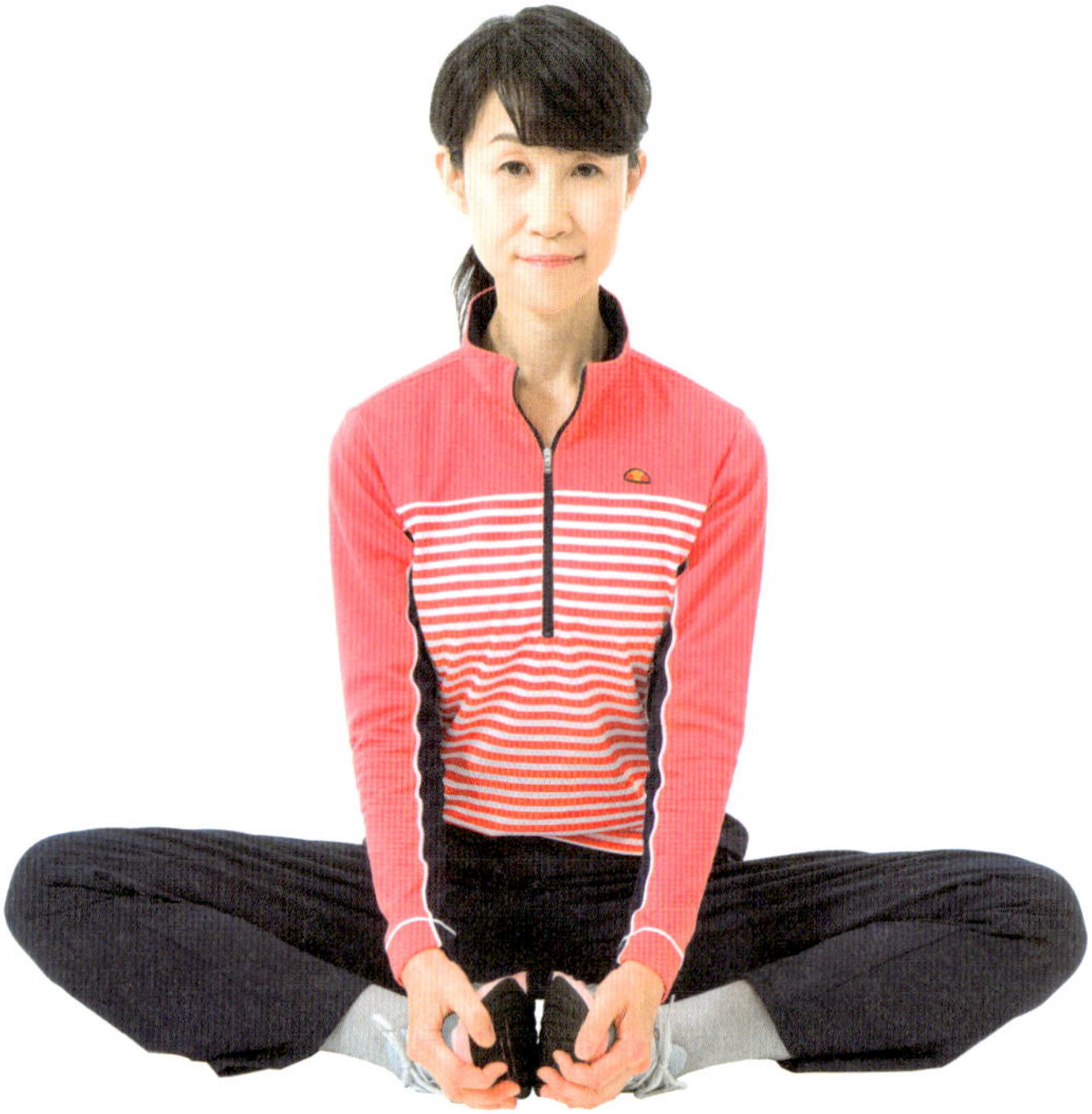

1 床に座り、ひざを曲げ、足の裏同士をくっつける。

2の体勢（体を前に倒すこと）が難しければ、1の体勢のまま体を前後にゆらゆら揺らすだけでもOK。

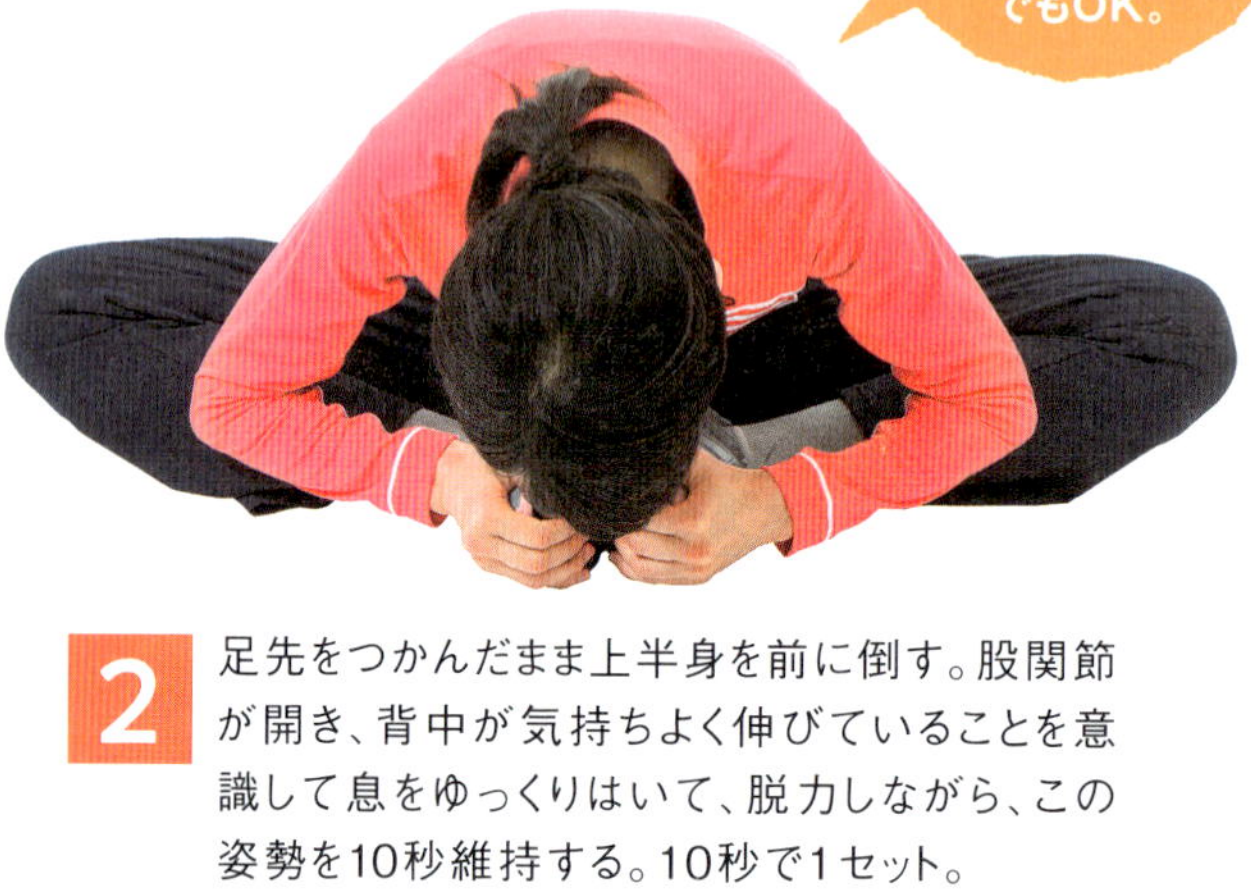

2 足先をつかんだまま上半身を前に倒す。股関節が開き、背中が気持ちよく伸びていることを意識して息をゆっくりはいて、脱力しながら、この姿勢を10秒維持する。10秒で1セット。

朝と晩に 1セットずつ

- ゆっくり行いましょう。
- 曲げる、開くのは、できるところまでで大丈夫です。
- 朝・晩に1セットずつが効果的です。

COLUMN 3

全身の血管を一時的に開いて血圧を下げる

手のツボ「合谷《ごうこく》」指圧

手のツボ「合谷」は、体の緊張をゆるめ、血流を促すことで知られるツボです。

リラックス&
血流促進効果があるツボ

合谷

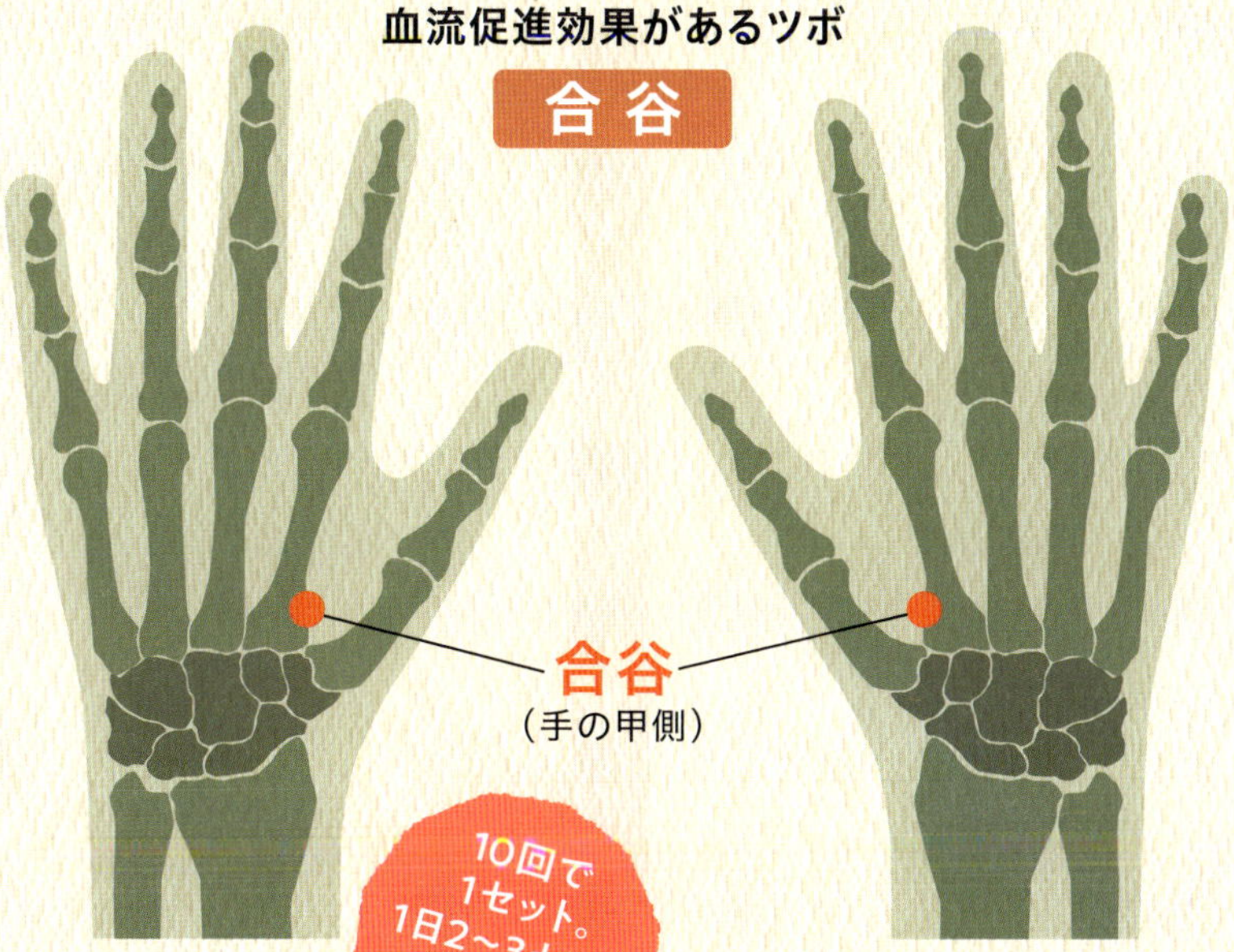

10回で1セット。1日2~3セット行ってもOKです。

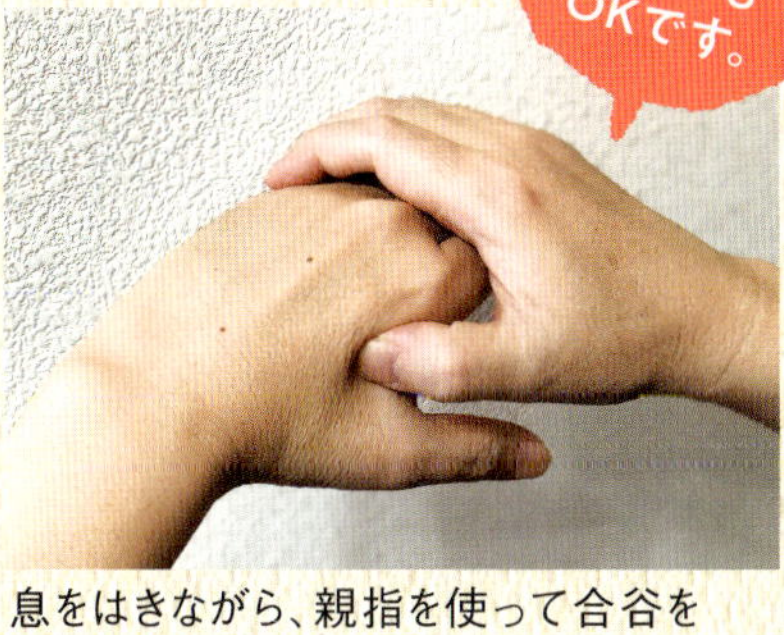

息をはきながら、親指を使って合谷をやさしく刺激する。

痛《いた》気持ちいい強さで10秒ほど押す

手のツボ「合谷」は、親指と人差し指の骨の分かれ目から、人差し指の骨の際にあります。このツボには、体の緊張を解き、乱れた自律神経を落ち着かせ、血流を促進する効果があります。親指を合谷にあて、痛気持ちいいと感じる強さで10秒くらい押しましょう。息をゆっくりはきながら行うと、効果が高まります。

COLUMN 4

自律神経を整えて、血圧を下げる

腹式呼吸のススメ

不安や緊張をやわらげ、ストレス対策にも有効な腹式呼吸。
血圧にもよく働きます。

腹式呼吸と胸式呼吸の違い

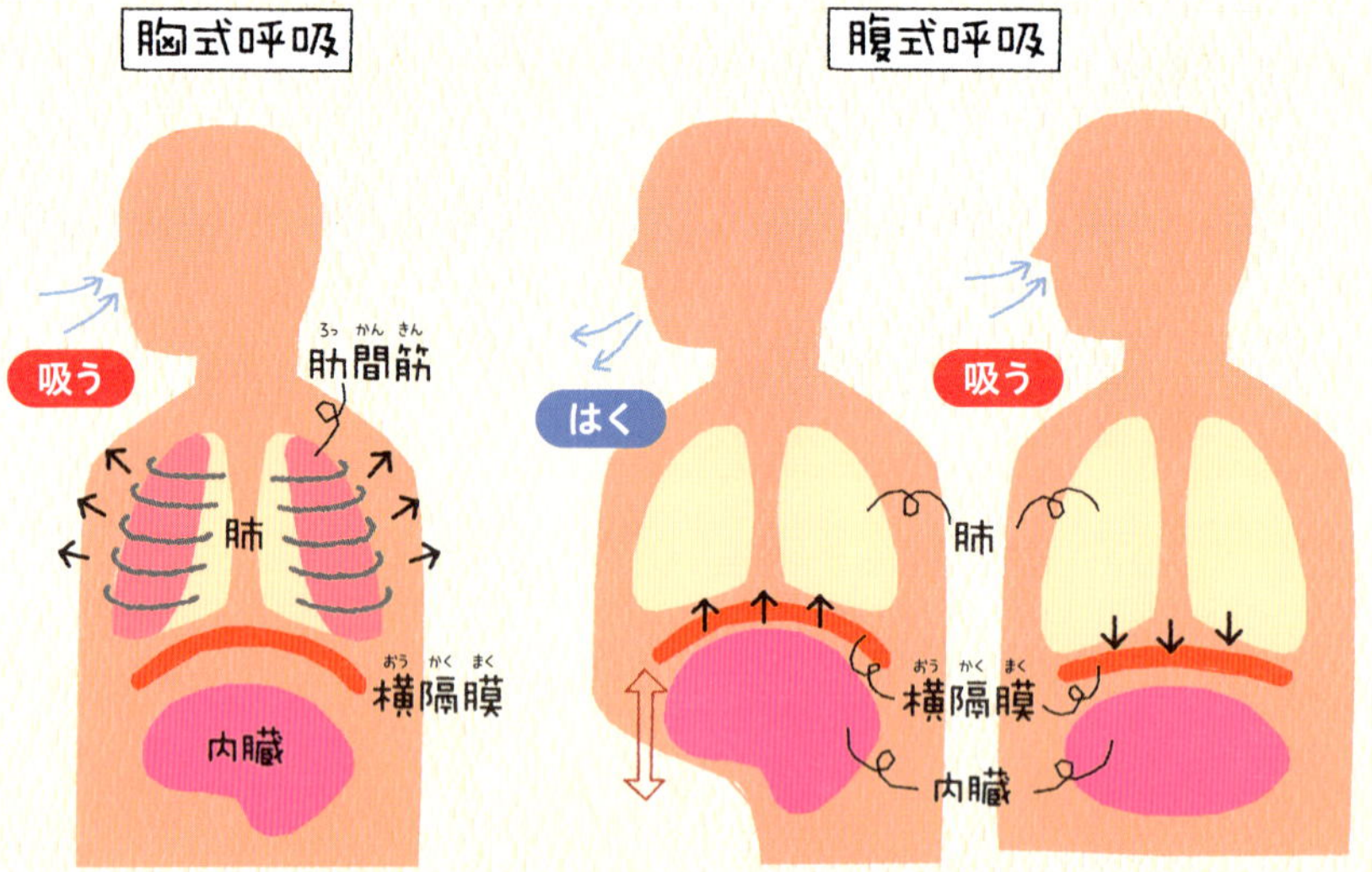

腹式呼吸では横隔膜が上下するため、内臓も刺激され、全身の血流がよくなります。

自律神経を整え、血流も改善

腹式呼吸は、一度息をはききったあと、鼻から息を吸いながらお腹をふくらませ、お腹に入った空気をはき出す呼吸法です。副交感神経を優位にし、交感神経の興奮を抑え、ストレスを軽減する、不安をやわらげる効果があります。また、お腹をふくらませることで、内臓が動き、その刺激で全身の血流が促進されます。これが血圧にもよい影響を与えます。日中の空き時間や就寝前の習慣にするのが理想的です。

腹式呼吸のやり方

①

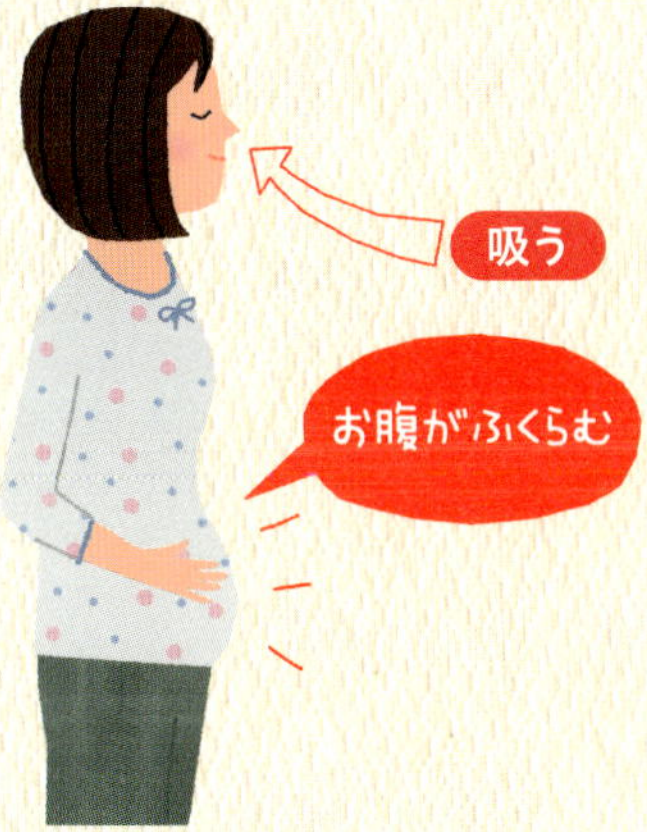

一度息をはききったあと、鼻からゆっくり息を吸い、お腹に空気を入れる（お腹がふくらむのを意識）。

②

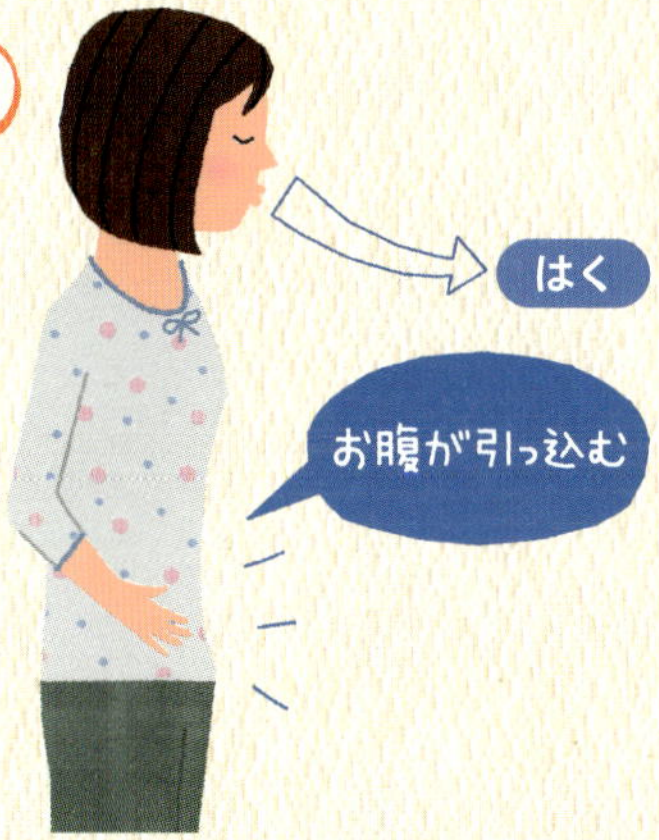

お腹に入れた空気を、口からゆっくりはき出す（お腹がへこむのを意識）。はききったら①に戻る。1回あたり2～3分繰り返す。

腹式呼吸のやり方 2（寝て行う場合）

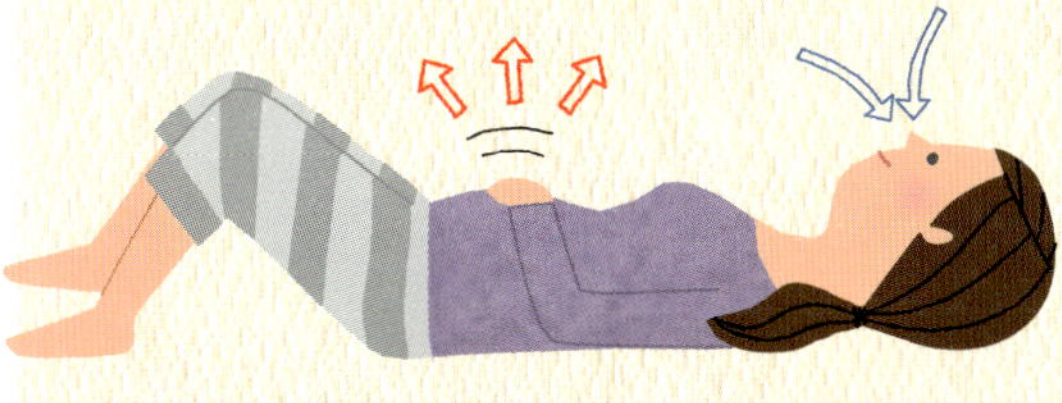

①

仰向けになり、全身の力を抜き、両手をお腹の上に乗せる。ゆっくりと息をはききったあと、鼻からゆっくりと息を吸い、お腹に空気を入れる（お腹がふくらむのを意識）。

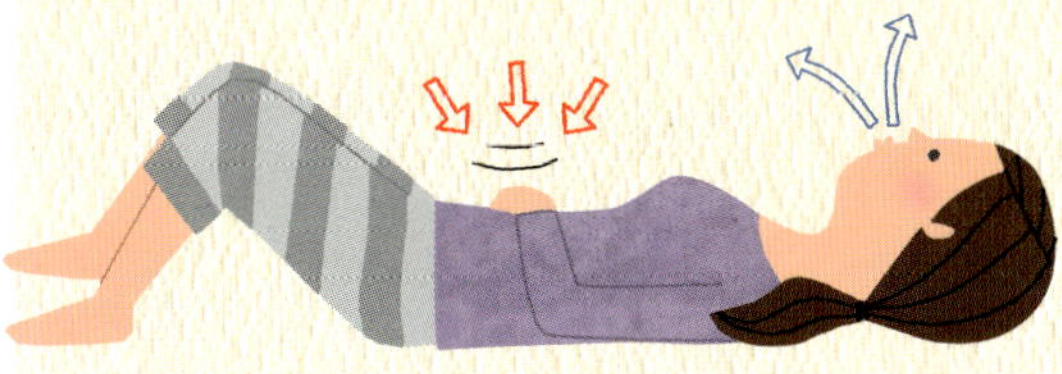

②

お腹に入れた空気を、口からゆっくりとはき出す（お腹がへこむのを意識）。はききったら①に戻る。1回あたり2～3分繰り返す。

COLUMN 5

楽しい歌で心がまえを知ろう！

健康診断のうた

作詞・作曲／長島寿恵

健康診断とはどのようなものかを、わかりやすく歌っています。

1

健康診断は作戦立てるためのもの
あなたの血液　川の流れのように変わる
数値が高いからと心乱さないで
生活の中に答えがある　からだは気付くことを願う
下げるのじゃなくて　下がるように生きる
下げるのじゃなくて　下がるように生きる

2

健康診断は目安の一つと捉えて
数値に出なくても　いろんな症状が出ている
かゆみや痛み様々な症状　ただ抑えてはいけない
からだは何を伝えようとしているのだろうか
未病を治す　からだの声を聴いて
未病を治す　からだの声を聴いて

3

健康診断は通信簿のようなもの
子どもは通信簿見て　やる気を出そうとする
大人は年のせいとか治らないと諦めがち
生きてきた知恵を絞って　今を大事に取り組む
まだまだ命ある限り　挑戦は永遠に
まだまだ命ある限り　挑戦は永遠に

下げるのじゃなくて
下がるように生きる
下げるのじゃなくて
下がるように生きる

LINE登録で特典動画が見られます！

※QRコードをスマートフォンで読み込むと、LINEの登録画面が表示されます。
※登録後、合言葉「ヒサエ流」を返信してください。

第3章

血圧が下がる食事のコツ

高血圧を改善するには、
食事が大切なカギになります。
ここで紹介するのは、
血圧を下げ、上がりすぎないようにし、
高血圧によって傷ついた血管を
修復するための食事のコツです。
日常生活にとり入れて、
食べて健康になりましょう。

ヒサエ流 食べ方のコツ

●よく噛んで食べる

早食いは胃腸の負担を増やすのに加え、食べすぎの原因にもなります。

●就寝の3時間前までに食事を終える

食べ物の消化にエネルギーが使われ、体の回復や毒素の排出がおろそかになります。

●食べる量は「腹八分目」

過食は肥満や高血圧を引き起こします。満腹一歩手前の「腹八分目」が正解です。

●献立は「一汁三菜」がおすすめ

汁（具だくさんのみそ汁）と菜（おかず、総菜）を組み合わせたシンプルな食事が健康をもたらします。

血圧が下がる食事のコツ 1

塩と調味料を自然派に「減」より「こだわる」が◯

海水を煮つめた塩なら塩分過多になりにくい

高血圧といえば「減塩《げんえん》」とよくいわれますが、実は「減らす」ことよりも「こだわる」ことがポイントです。元来《がんらい》、海水から生まれる塩は体の敵ではないからです。

太古《たいこ》の海水の成分と血液の成分はよく似ており、生物は海から誕生したといわれています。勢いよく体を流れ出る血、熱い思いなどに「血潮《ちしお》」という言葉が使われるように、海の塩には、命のもととなる原動力が含まれています。また、東洋医学でも「少しの鹹《しおからい》は、腎《じん》の働きを補うが、多くをとりすぎると傷《やぶ》る（働きを悪くする）」、つまり「血圧と関係の深い腎臓の働きには、少しの塩が必要だ」といいます。

それなのに、体内の塩分が多いと血圧が上がるのはなぜでしょうか。それは、体の状態を一定に保とうとする「恒常性維持《こうじょうせいいじ》」という機能が働くからです。血液中に塩分が増えすぎると、体は体内の水分を増やしてバランスをとろうとします。この結果、水分が流れる血管壁に圧力がかかり、心臓の負担も増え、塩分の中のナトリウムも交感神経を刺激するため血圧が上がってしまうのです。

塩分過多になりにくい
海水の成分そのままの塩

海塩《かいえん》

こだわって選びたいのは、「海水を原料に、釜で煮つめて、天日干しした塩」です。一般に「海塩」と呼ばれます。一切の添加物や加工助剤を加えずに、海水の成分そのままの微量ミネラルを含むのが特徴です。

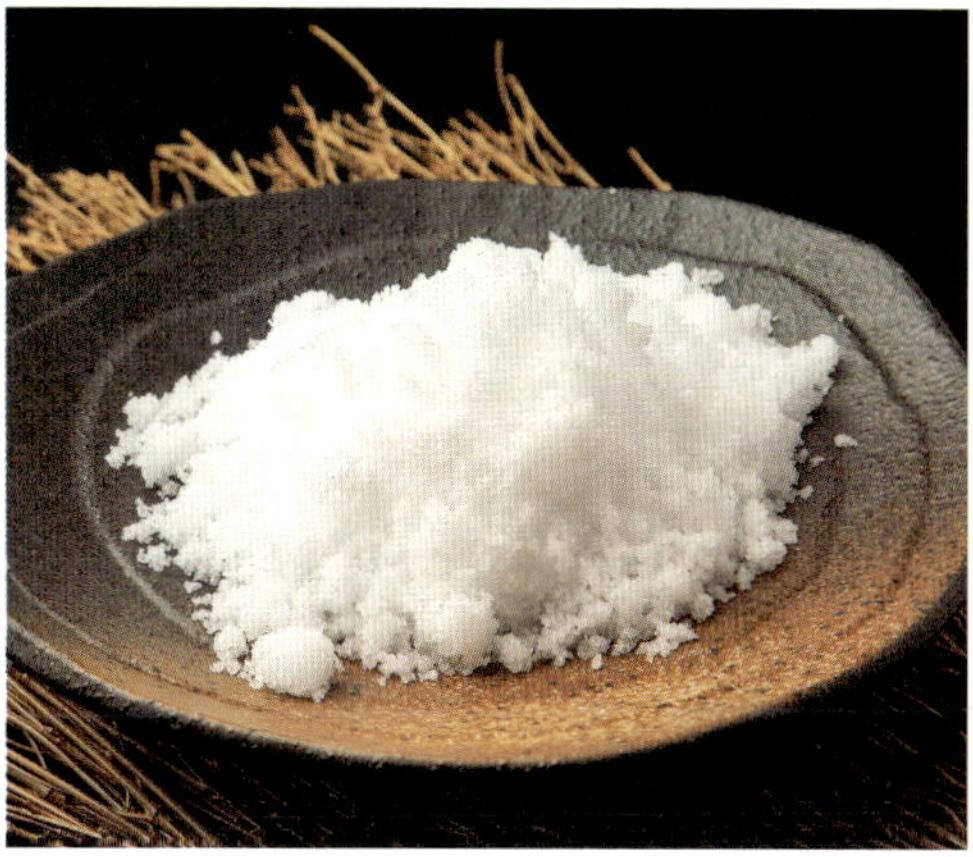

ただし、注意しておきたいのは、この場合の塩分とは「ナトリウム」と「塩素」の量（塩化ナトリウムの量）であること。海の塩そのものではないのです。海の塩の成分を見ると、ナトリウムと塩素だけではなく、カリウム、カルシウム、マグネシウムなど、多種類のミネラルが微量に含まれています。

血圧が気になる方におすすめなのは、この「海水を使用し、釜で煮つめて天日干しした塩」です。天然の海水の微量のミネラルがバランスよく含まれています。そして、塩分過多の要因になりにくいのもポイントです。

また、多種の微量ミネラルによって旨《うま》みが出るので、少しの量でも美味しい味になり、使いすぎなくてすむのです。

一方、一般によく使われているのは精製塩《せいせいえん》といい、自然の塩からナトリウムと塩素だけをとり出し、塩化ナトリウムを99％以上にしたものです。とりすぎると、ナトリウムを多くとることになり、血圧が上がってしまうのです。

みそ、しょうゆといった調味料も、精製塩ではなく海の水を原料に煮つめて作られた塩を使用したもの、また食品添加物を含まないものを選ぶようにすれば、減塩に悩まされる必要もないのです。

精製塩に比べ、若干割高になりますが、塩と調味料にこだわることが、血圧改善・安定の近道です。

血圧が下がる食事のコツ 2

発酵食品で腸内環境を整え血液を浄化する

腸が元気なら脳も元気各種ホルモンが活躍する

　昔から日本の食卓になじんできた、しょうゆやみそ、漬け物、納豆、酢といった発酵食品には、発酵の過程で発生した乳酸菌や酵母などの体によい成分が豊富に含まれます。これらの成分は、私たちの腸内環境を整え、血圧にもよい影響をもたらします。

　というのも、腸と脳は部位としては離れていますが、実は「腸脳相関」と呼ばれるほど密接な関係にあります。腸の働きがよくなれば、血圧に影響する睡眠と関係の深いセロトニンやメラトニン、血圧を調整するコルチゾールといったホルモンがバランスよく脳で働けるようになるのです。

　また、体にたまった毒素や老廃物は大半が便として排泄されますが、腸の働きが悪くて体内に老廃物が残ると、有害なものが血液内に残ってしまいます。腸の働きを整えることが血液の浄化につながり、さらに血管の健康、血圧の安定につながるのです。

　日本人にとって一番身近で手軽な発酵食品はみそ汁です。野菜や海藻をたっぷり入れれば効果は倍増。血圧のために、1日1杯の健康みそ汁を食べましょう。

腸の働きを整える発酵食品

日本人になじみの深い、みそやしょうゆ、酢、納豆、漬け物などの発酵食品。日本人の健康を守ってきた伝統の食材を、ぜひ積極的にとりましょう。

発酵食品とは?

発酵とは、乳酸菌などの「細菌」や「酵母」「カビ」などのさまざまな微生物やその酵素の働きにより、食物中の栄養素が分解され、体によい成分が生み出されること。そうして生まれた食品を「発酵食品」といいます。主なものに、みそ・しょうゆ・漬け物(ぬか漬け、キムチ、ザワークラウトなど)、納豆、酒、チーズ、ヨーグルトなどがあります。

発酵食品の体によい効果

腸内環境を整える

腸内細菌のバランスを整え、毒素や老廃物を排泄させることで血液を浄化し、血圧を安定させます。また、「血圧によい影響をもたらすホルモン」をバランスよく保ちます。

免疫力を上げる

腸内には、体を病から守る免疫細胞が多数集まっています。腸内を健康に保つことで免疫細胞が活性化し、体に悪影響を及ぼすウイルスや細菌を退治し、病から守ってくれます。

ヒサエ流健康みそ汁のポイント

- みそはなるべく、海水の成分そのままの海塩(天然塩)を使用したものを選ぶ。
- だし用の昆布や煮干しは、前の晩に鍋に入れた水に浸しておくのがヒサエ流。だしをとる時間が省け、翌日そのまま火にかければ短時間でみそ汁が作れる。
- 乳酸菌は60度以上の熱に弱いので、みそを溶かし入れるときは、いったん火を止めて6～7分冷ましてから(鍋内温度が50～55度くらい)にする。
- 野菜や海藻を具にして食物繊維をたっぷりとれば、健康効果は倍増!

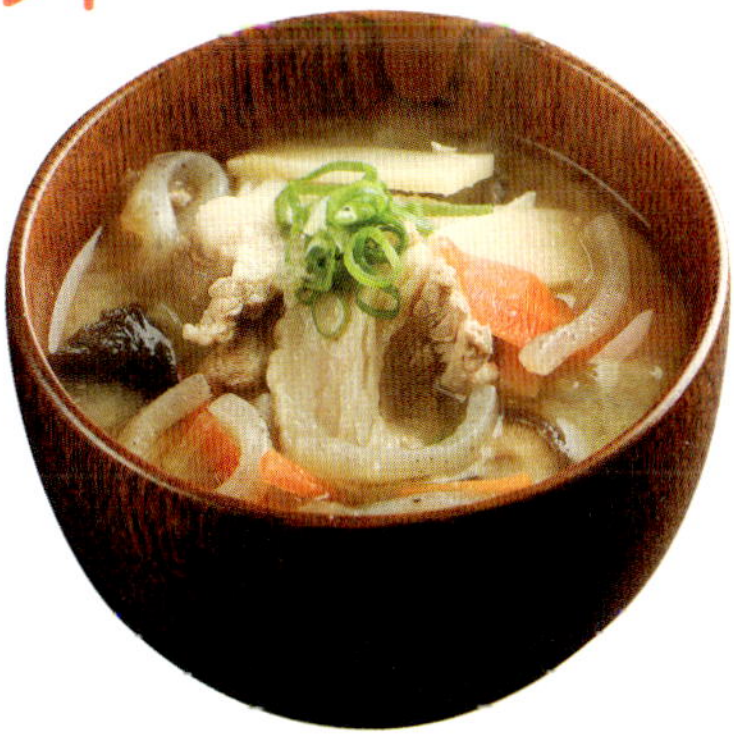

具材からさまざまな栄養がとれる、具だくさんの「とん汁」や「けんちん汁」は特におすすめです。

発酵食品＋食物繊維で腸をスッキリ

ネバネバ健康みそ汁

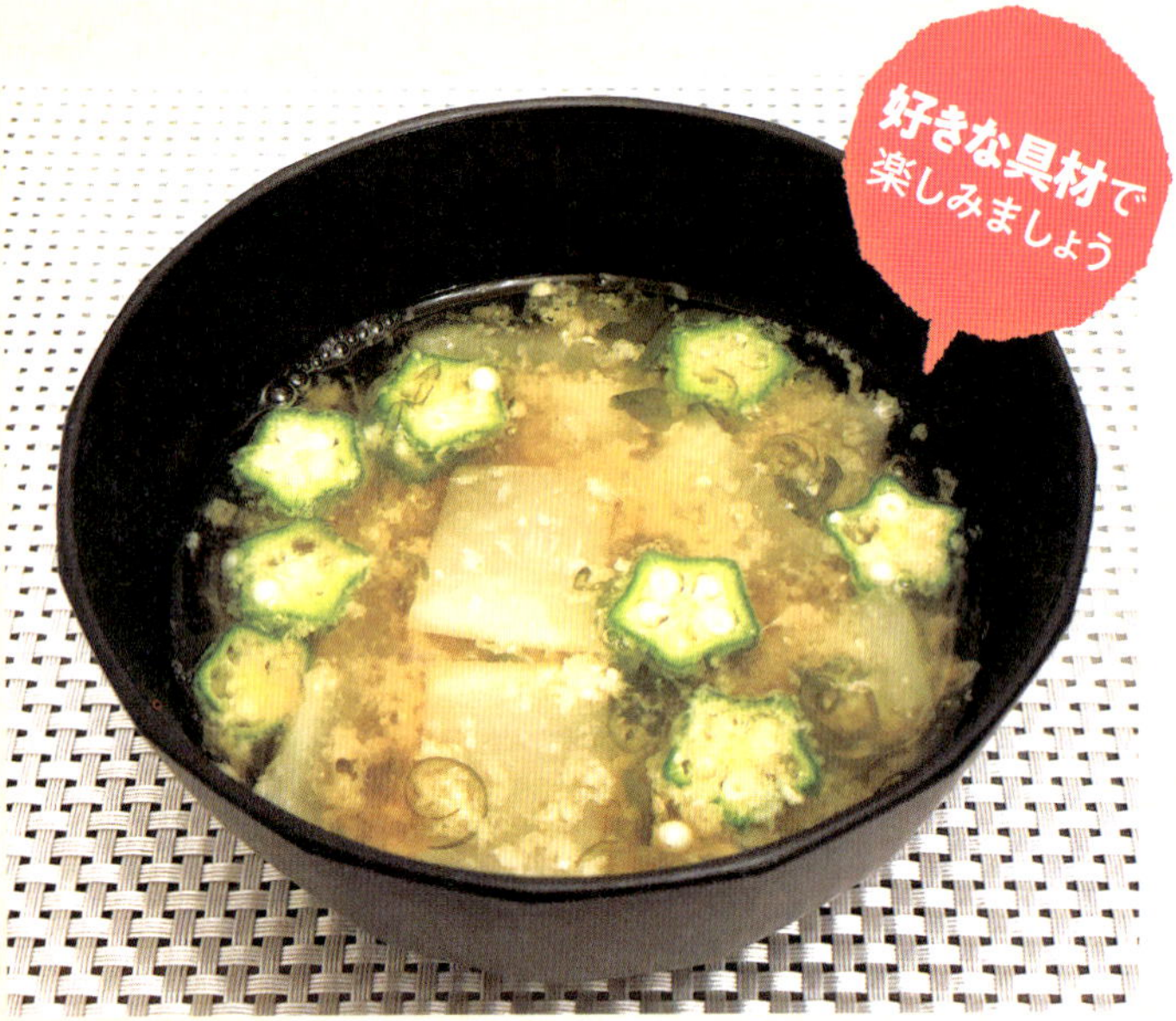

作り方

❶煮干しは頭をとって半分に割き、はらわたをとる。鍋に水を入れ、煮干しと昆布を浸けておく（30分おく）。

❷オクラはヘタをとり、5mm厚の輪切りにする。大根は皮をむき、短冊切りにする。

❸❶に大根を入れて火にかけ、煮立つ寸前に昆布、煮干しをとり出す。ひと煮立ちしたら、火をとめ、少し冷ましてからみそを溶かす。オクラとめかぶを加えて完成。

※オクラ、めかぶなどのネバネバ食材は先に入れるとみそが溶けにくくなるので、あとで入れるのがコツです。

材料（2人分）

- 水…400mℓ
- 煮干し…5g（3～4尾）
- 昆布…5g（5cm角1枚）
- みそ…小さじ2～4
- オクラ…1本
- めかぶ…1パック（約45g）
- 大根…1～1.5cm

POINT

みそ汁の具は、野菜と海藻の両方を入れるのが理想です。具材は何種類でもお好みでよいですが、血圧が高めの方は、めかぶやもずく、オクラといったネバネバ食材も活用しましょう。ワカメとオクラ、なめことほうれん草、もずくとえのきだけなどの組み合わせもおすすめです。

手軽さ重視でストレス軽減！

超簡単・手作り即席みそ汁

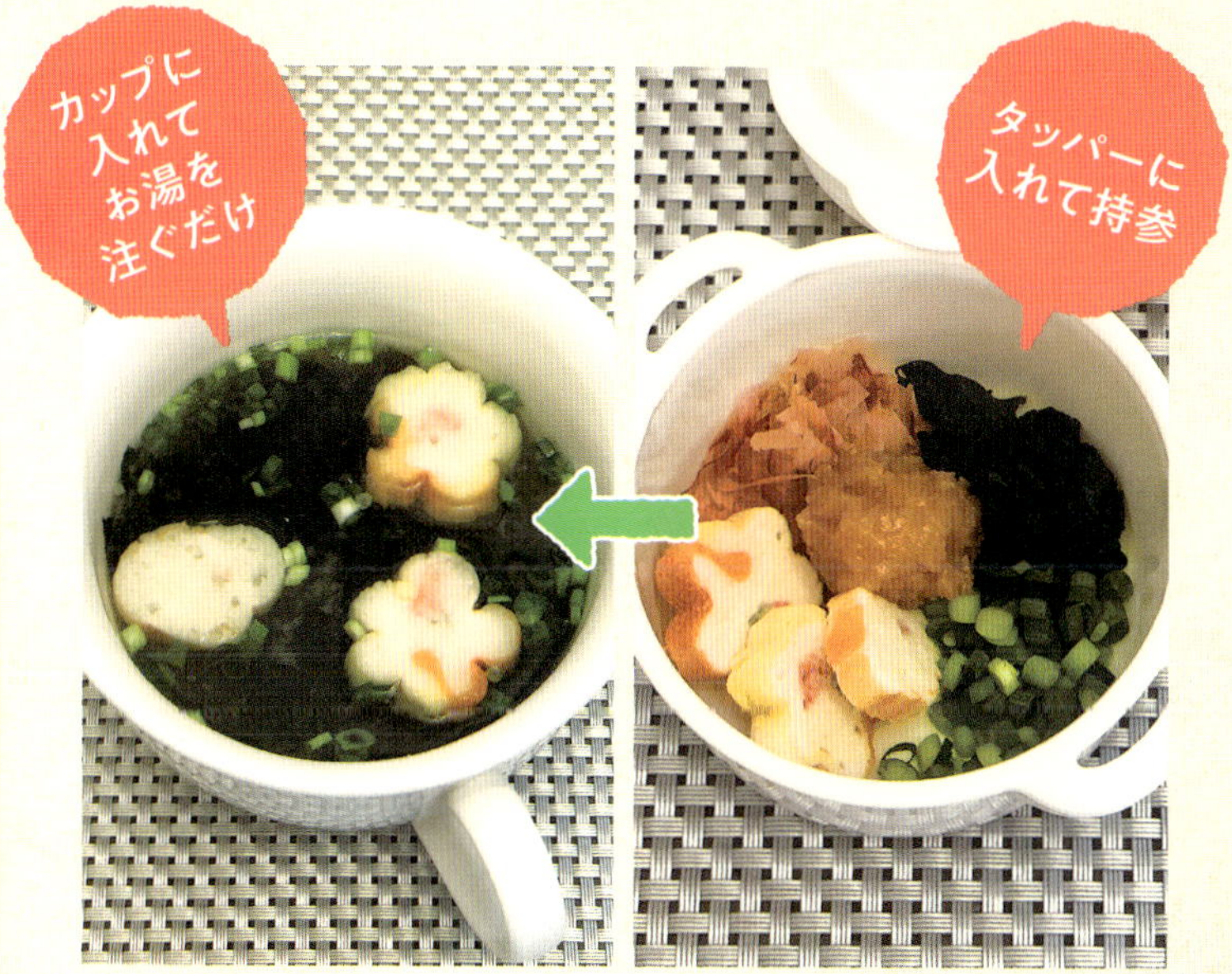
カップに入れてお湯を注ぐだけ
タッパーに入れて持参

作り方

❶お弁当のおともに持って行く場合は、小さいタッパーにすべての材料を入れて持って行く。
❷材料をカップやお椀に移す。
❸お湯を注げば完成。よく混ぜていただきましょう。

材料（1杯分）

■乾燥ワカメ…3g
■刻みねぎ…3g（ねぎ2cm分くらい）
■麩…3～4個
■かつお節…2g（2つまみくらい）
■みそ…小さじ1～2
■お湯…1カップ（200mℓ）

POINT

1人分のみそ汁を即席で！

お弁当のおともにみそ汁があるとうれしいもの。インスタントもありますが、添加物が多く、毎日だと飽きてしまいます。そこでおすすめなのが、オリジナルの即席みそ汁です。小さいタッパーに、乾物の具やみそ、出汁代わりのかつお節、アクセントの刻みネギを入れて持って行きましょう。職場などでカップに移し、熱湯を注げば完成です。手間いらずでストレスも減り、血圧によい働きをもたらします。

血圧が
下がる
食事の
コツ 3

加工食品と調理法に注意して、隠れ塩分とサヨナラ

使用されている精製塩のとりすぎが血圧を上げる

知らないうちにとりすぎている隠れ塩分があります。主な原因は、保存のために塩分を多く含んだ加工食品です。塩鮭、たらこなどの「魚の塩蔵品」、ハム、ベーコン、ソーセージなどの「食肉加工品」、ちくわ、はんぺんなどの「練り物」など。ちなみに、これらの多くに使われているのは、塩化ナトリウム99%以上でミネラル類を含まない精製塩です。

加工食品には、各種の食品添加物も含まれています。人工的に作られる化学合成の添加物に対しては、体は異物だと認識し、排出しようとします。そのときに肝臓や腎臓などに負担がかかることになり、血圧にも悪影響を及ぼすことになります。

昔は保存に重点が置かれ、多くの塩が使われました。ですが、冷蔵庫があり、流通も発達した現代において、長期保存はそれほど重要ではありません。

令和の時代の始まりには、多くの塩分やいろいろな添加物が入った食品を多くとるのではなく、できるだけ国内で作られた新鮮なものを、シンプルな味つけでいただく「食べ方改革」が必要です。

精製塩の「隠れ塩分」を減らす方法

身近な加工食品	塩分量
食パン6枚切り1枚	0.8g
アジの干物 1枚	1.4g
ハム2枚	0.8g
ちくわ 中1本	0.7g
スライスチーズ 1枚	0.5g
即席コーンスープ 1杯	1.1g

※出典:『日本食品標準成分表2015年版(七訂)』
文部科学省(全国官報販売協同組合)より。

● 加工食品の摂取量を減らす

調理時に直接塩を使っていなくても、加工の過程で塩分を含んでいる加工食品。塩分をとっているという意識がない分、塩分過多の要因になりがちです。海水の成分そのままの海塩(天然塩)を使用したものを選ぶか、摂取量を減らすよう意識しましょう。

● 塩の量を減らす「ひと工夫」4

調味料をまわしかける

炒めものをフライパンで行うとき、しょうゆをフライパンのへりからまわしかけると味がなじみ、調味料の量が減らせます。

煮物の水分を減らす

煮物をするとき、水を減らすと調味料も少なくてすみます。食材を入れたあと、鍋底から2cmくらいの水分量を目安に。

ひき肉はよくこねる

ハンバーグや餃子を作るとき、味つけを薄めにし、その分よくこねるようにしましょう。調味料が少なくてすみます。

お酢を活用する

料理の味つけに、お酢を用いると、塩分が少なくてもしっかりと味がつきます。調理時間も短くなるので、省塩分、省エネに。

血圧が下がる食事のコツ 4

自然食材・野菜と海藻で活性酸素《かっせいさんそ》から血管を守る

自然の食材の恵みで高めの血圧を改善

野菜や海藻など土に根を張って生きる自然食材は、血圧改善のために積極的にとりましょう。成分の違いはありますが、血圧の調整に働く栄養素が豊富に含まれています。主な栄養素を紹介します。

第一は、高い抗酸化作用を持ち、新陳代謝《しんちんたいしゃ》をよくして、若さを保つビタミン類です。ビタミンには、体内で増えすぎると体を酸化（老化）させてしまう「活性酸素」を、除去する働きがあります。特に、ビタミンA・C・Eはその力が高く、血管の健康には欠かせない栄養素です。

第二は、血管をやわらかくし、血液内の塩分量の調節も行うミネラルです。高血圧改善に働く主なミネラルは、カリウム、マグネシウム、カルシウムの3種。カリウムは体外に余分なナトリウムを排出し、カルシウムは血管をやわらかく保ち、マグネシウムは血液中のミネラルの量を調節して血圧を安定させます。

第三は、腸内環境を整え、体から毒素・老廃物を排出する食物繊維です。腸の働きがよくなることで血液が浄化され、高血圧改善・血圧を安定させてくれます。

高血圧改善・血圧安定に働く主な栄養素

ビタミン

血管を老化させる活性酸素を除去し、若々しくしなやかに保ちます。体からの排出が速いので、こまめに摂取するのが理想的です。

ビタミンA・C・Eを多く含む主な食材

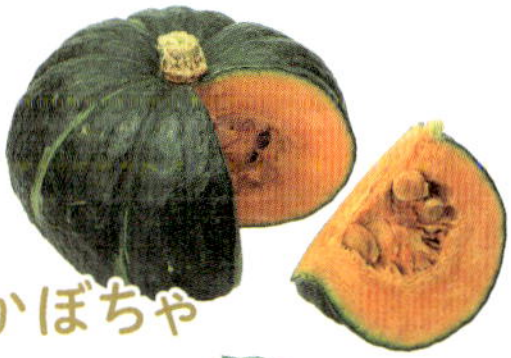
かぼちゃ

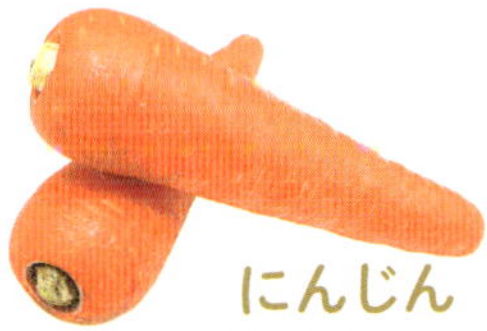
にんじん

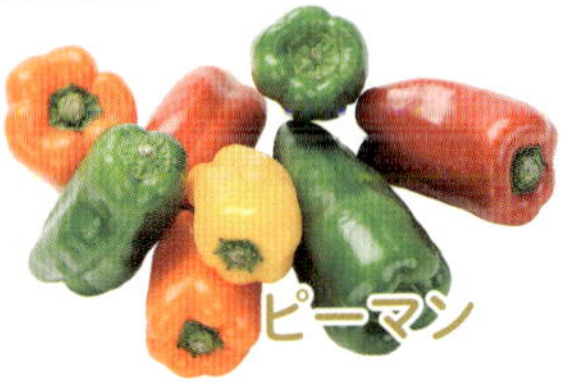
ピーマン

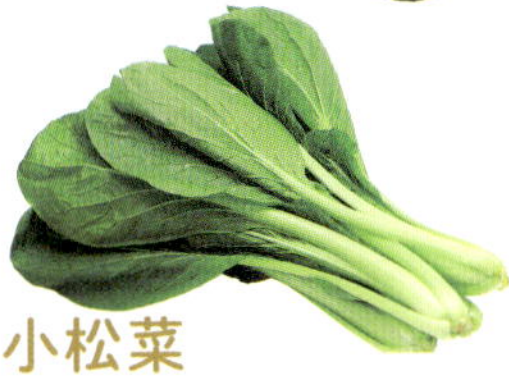
小松菜

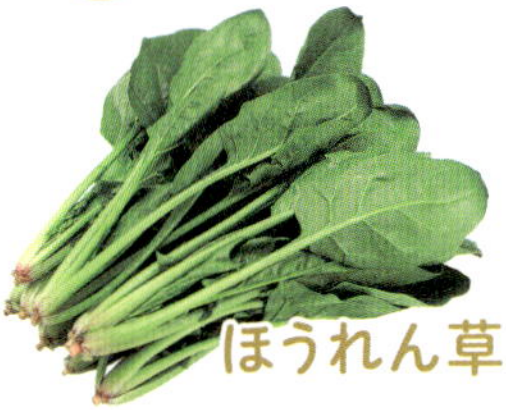
ほうれん草

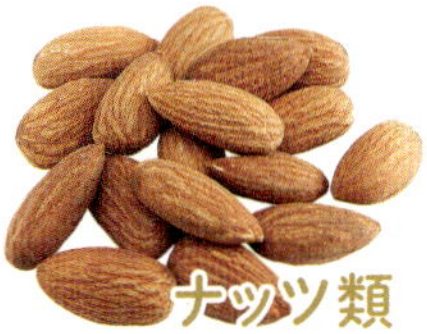
ナッツ類

食物繊維

腸内の毒素・老廃物を絡めとって排出するほか、腸内の善玉菌のエサとなり、環境を整えます。

食物繊維を多く含む主な食材

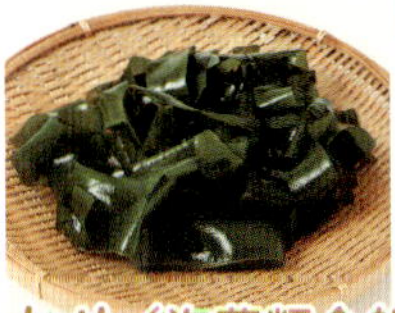
わかめ（海藻類全般）

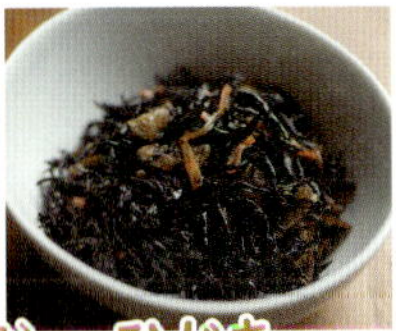
ひじき

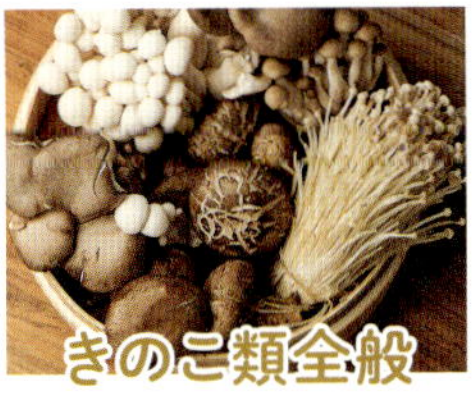
きのこ類全般

ミネラル

血液内の余分なナトリウムを排出したり、血管をやわらかく保つなどの働きがあります。

食物繊維を多く含む主な食材

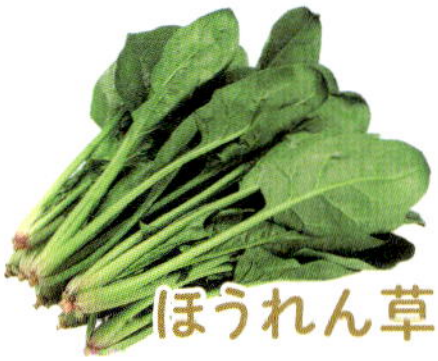
ほうれん草

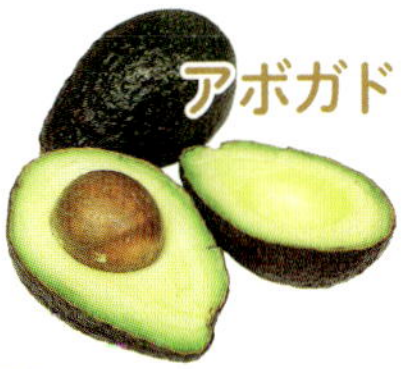
アボガド

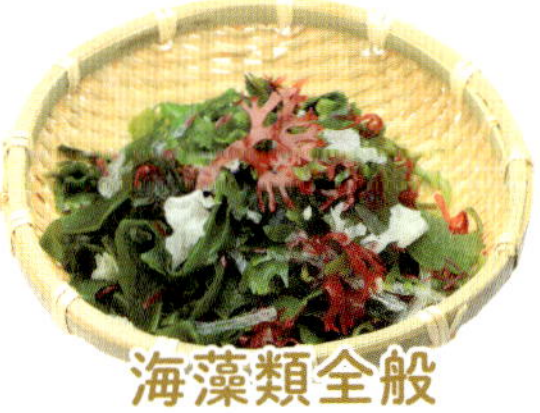
海藻類全般

recipe

野菜の塩もみ

野菜を手軽にとるならコレ！

お好みの野菜で簡単調理

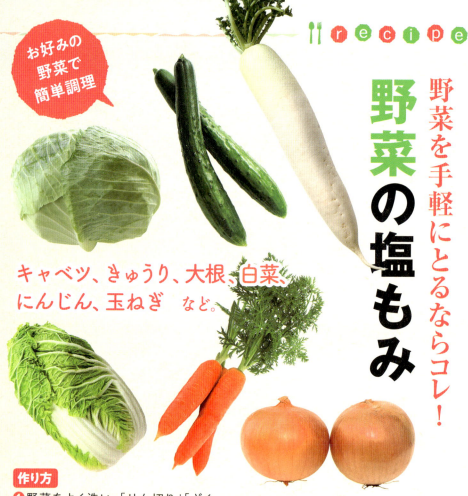

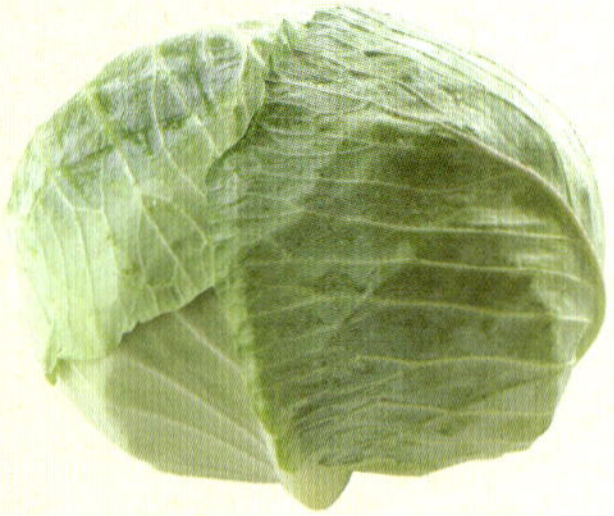
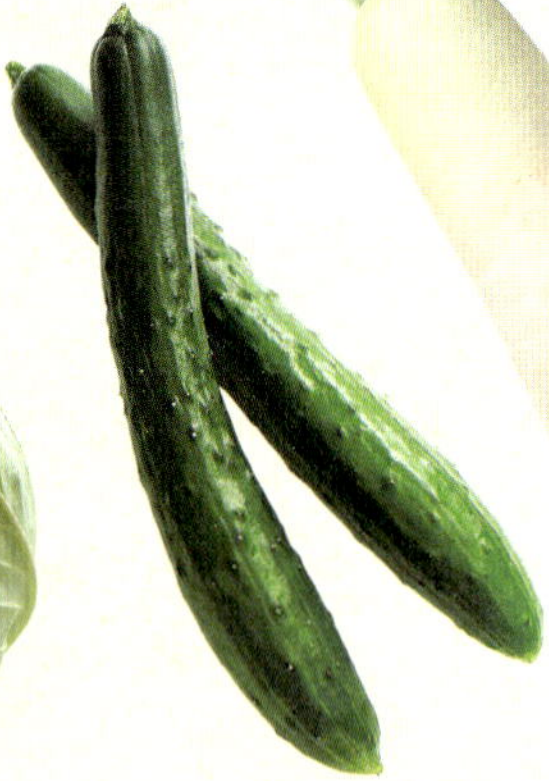
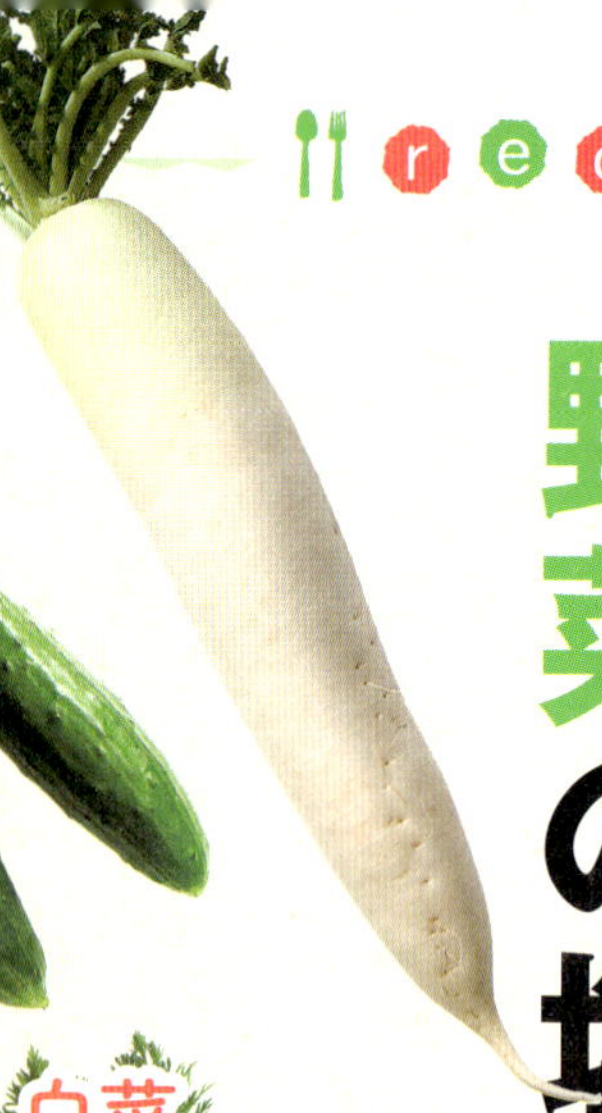

キャベツ、きゅうり、大根、白菜、にんじん、玉ねぎ　など。

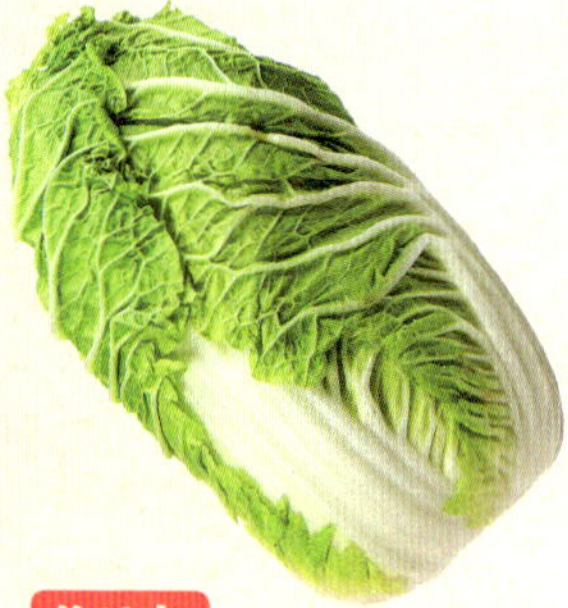
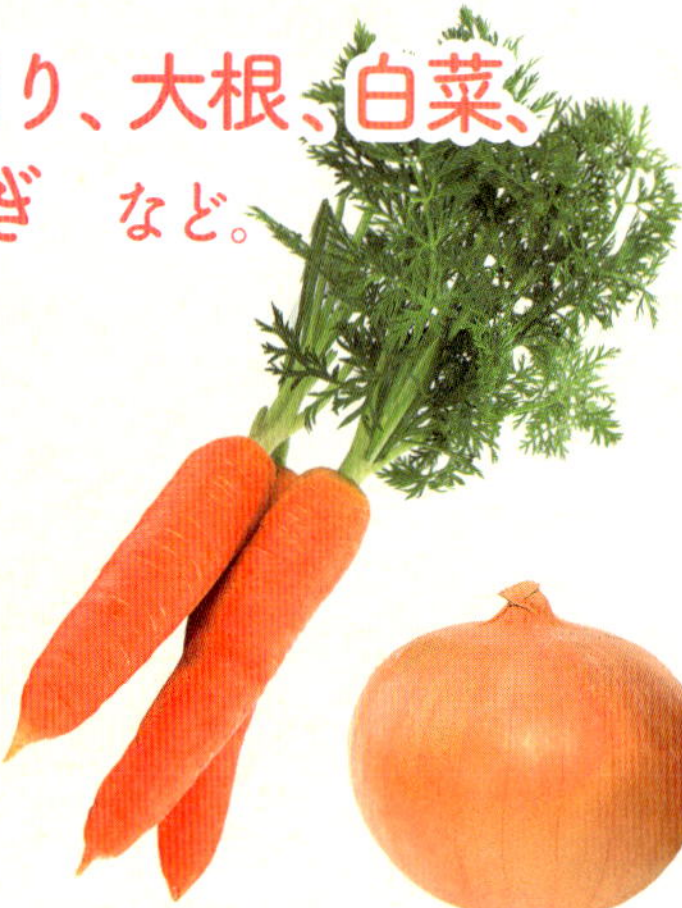
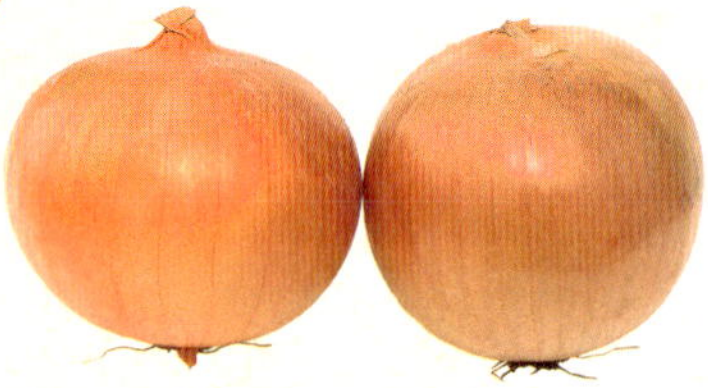

作り方

❶野菜をよく洗い、「せん切り」「ざく切り」「手でちぎる」など、ひと口大または細かく切る。

❷手で塩もみする。

❸5分ほどおき、野菜から水気が出てきたら、手でしっかりと絞って完成。

材料（量はお好みで）

■好きな野菜、旬の野菜を適量。

■塩は海水の成分そのままのものを選び、野菜200gに対し小さじ半分強（3g程度）が目安。好みで調整を。

POINT

自然のものを、余計な手を加えずに食べる

自然の食材である野菜は、なるべく手を加えず、生でいただくのが理想です。野菜の塩もみでは、複数の野菜を少しずつ使用するのがおすすめです。塩もみの動作は、指先の運動にもなり、脳の活性化にもつながります。

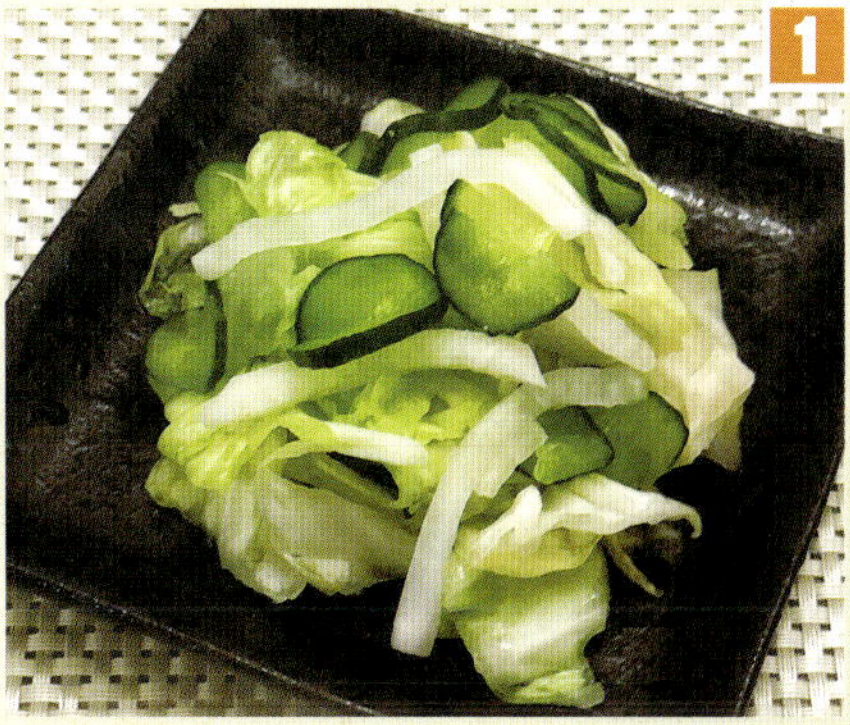

1 ざく切りキャベツと、輪切りのきゅうり、細切りにした大根を組み合わせました。大根の代わりに、かぶを使っても◎。

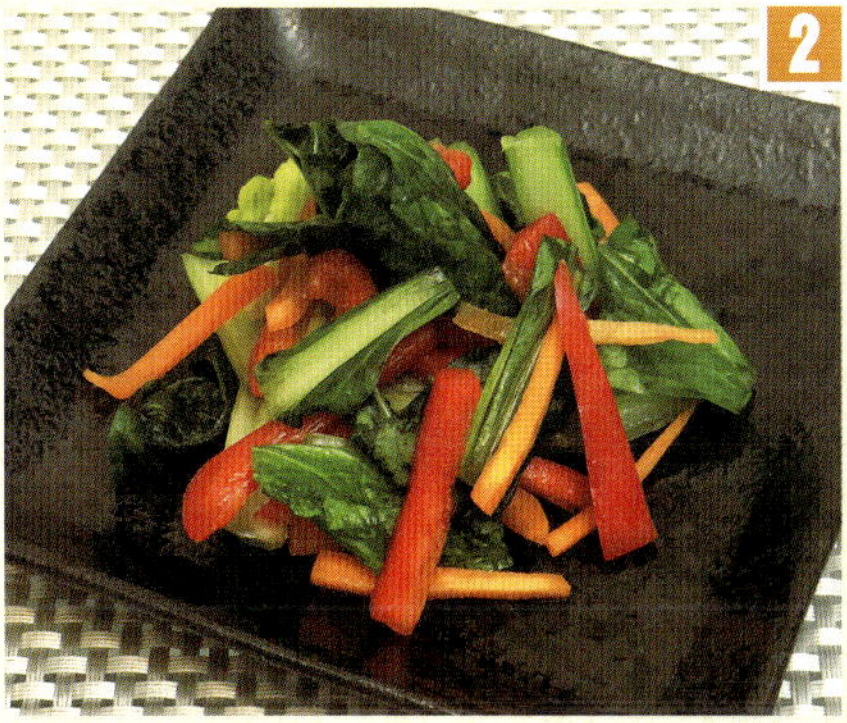

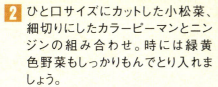

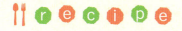

2 ひと口サイズにカットした小松菜、細切りにしたカラーピーマンとニンジンの組み合わせ。時には緑黄色野菜もしっかりもんでとり入れましょう。

アレンジ例

● 1 2 のようにお好みの野菜で調理した「野菜の塩もみ」に、

たたき梅 と かつお節 や **じゃこ と シソ（千切り）** などを

加えてアレンジすれば、同じ野菜の組み合わせでも違った味が楽しめます。アレンジするときは、塩もみの塩少なめがよりグッド。

● 1 の「野菜の塩もみ」をご飯の上にのせ、だしとみそのみのシンプルなみそ汁をかけていただくのもおすすめ。【夏】は冷えたみそ汁をかけたあとに白ごま・ミョウガ・シソを加え、【冬】は温かいみそ汁をかけたあとに生姜・ねぎ・キムチをのせましょう。

● 2 の「野菜の塩もみ」をぎゅっとしぼって使えば、調味料なしの野菜オムレツの完成です。

recipe

食物繊維で腸と血液をキレイに
酢きのこ

毎日少しずつとりたい

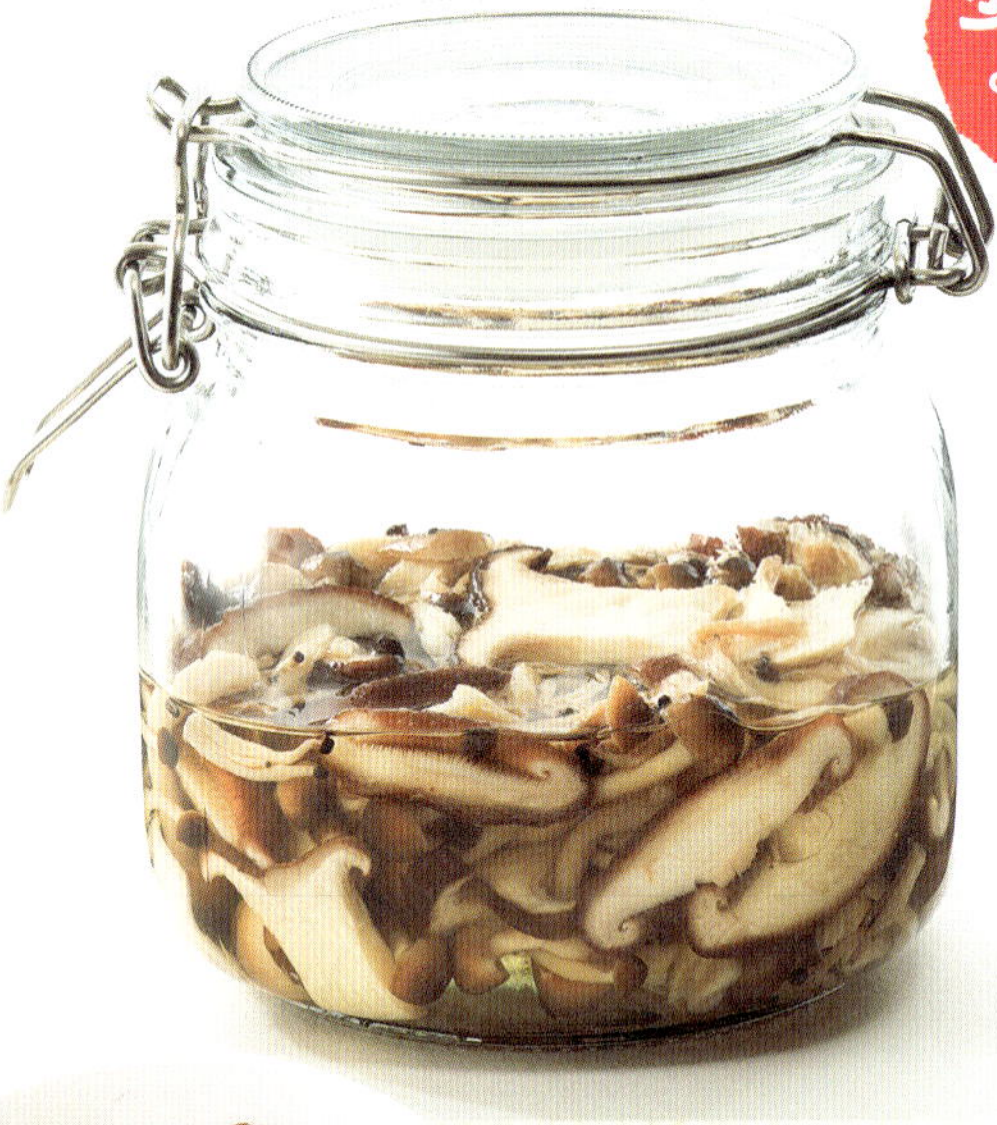

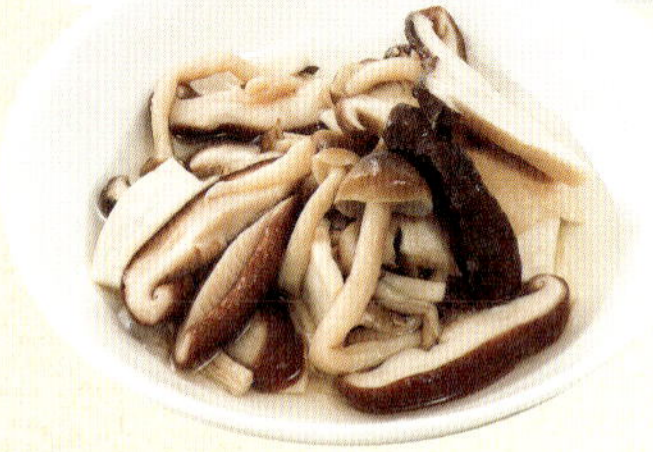

材料（約500mℓ分）

- しめじ…1パック
- しいたけ…6枚
- エリンギ…2本
- 酢（お好みのもの）…カップ2分の1（100mℓ）
- 塩…小さじ2分の1（2.5g）
- 水…カップ2分の1（100mℓ）

作り方

❶しめじは石づきを落としてほぐし、しいたけは石づきを落として1cm幅に切り、エリンギは縦半分にして薄切りにする。すべてのきのこを3分ほど軽く蒸して水気を切る。

❷酢、塩、水を入れて沸騰直前まで温める。

❸保存容器に❶を入れ、❷を注いで粗熱がとれたら冷蔵庫で保存。ひと晩置いたらでき上がり。冷蔵庫での保存目安は約1週間。

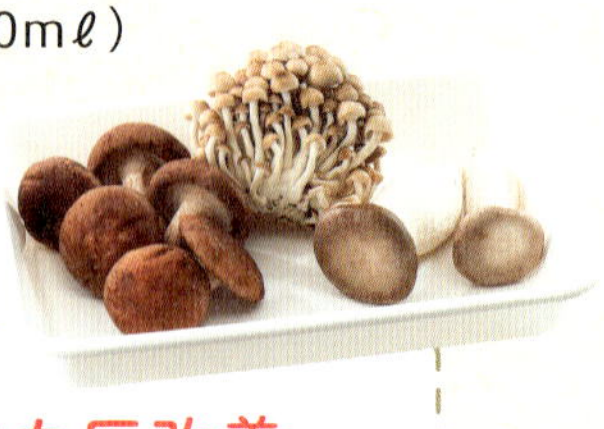

POINT

ダブル効果で血圧改善

豊富な食物繊維で腸内環境を整えるきのこ。糖質の代謝を促すナイアシンなどのビタミンB群、血圧を整えるミネラルも豊富。体の免疫細胞も活性化させます。肉や魚料理に添えてみるのもよいでしょう。

血管と血流の両面から高血圧を改善
大根おろし

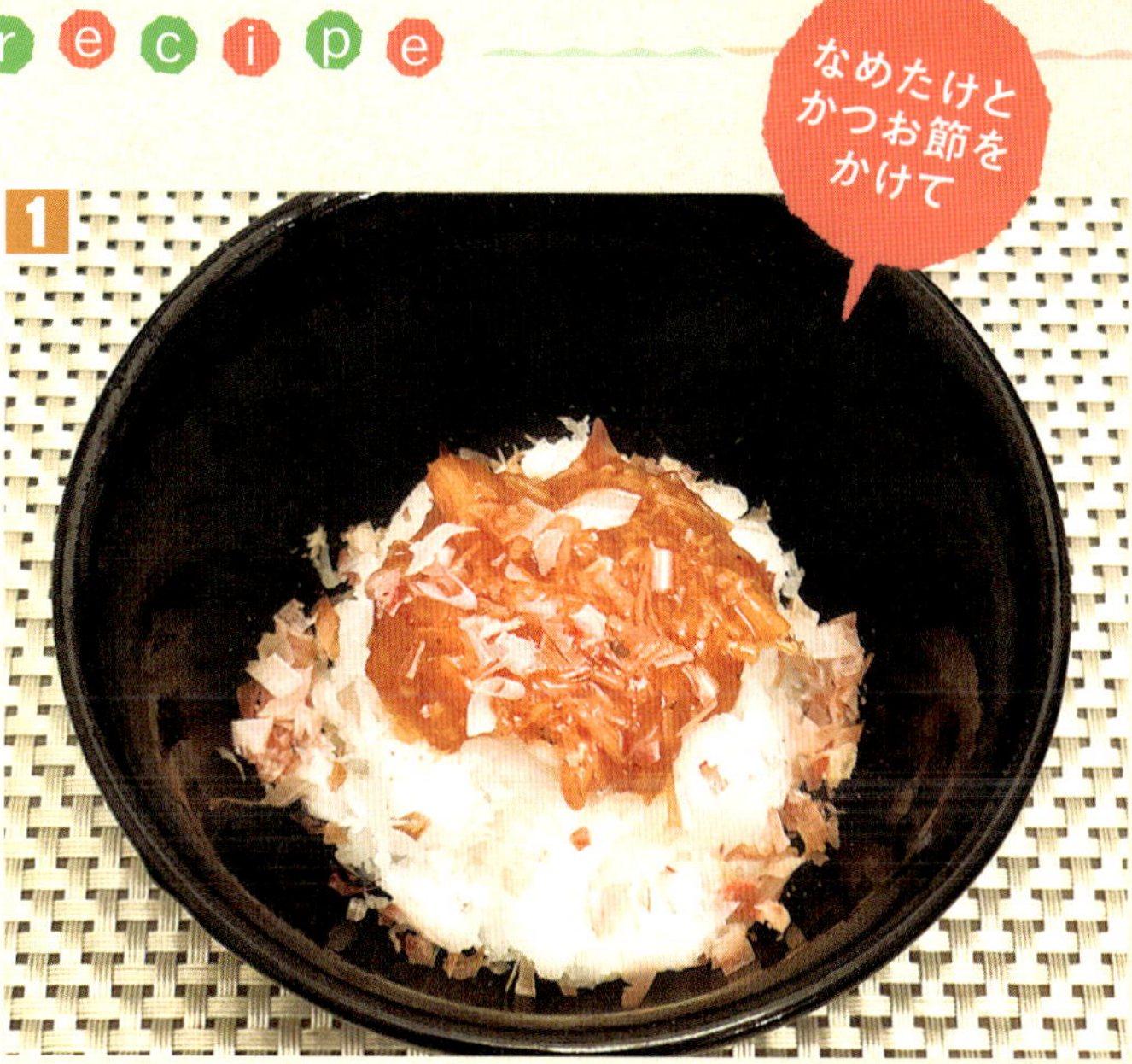

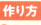

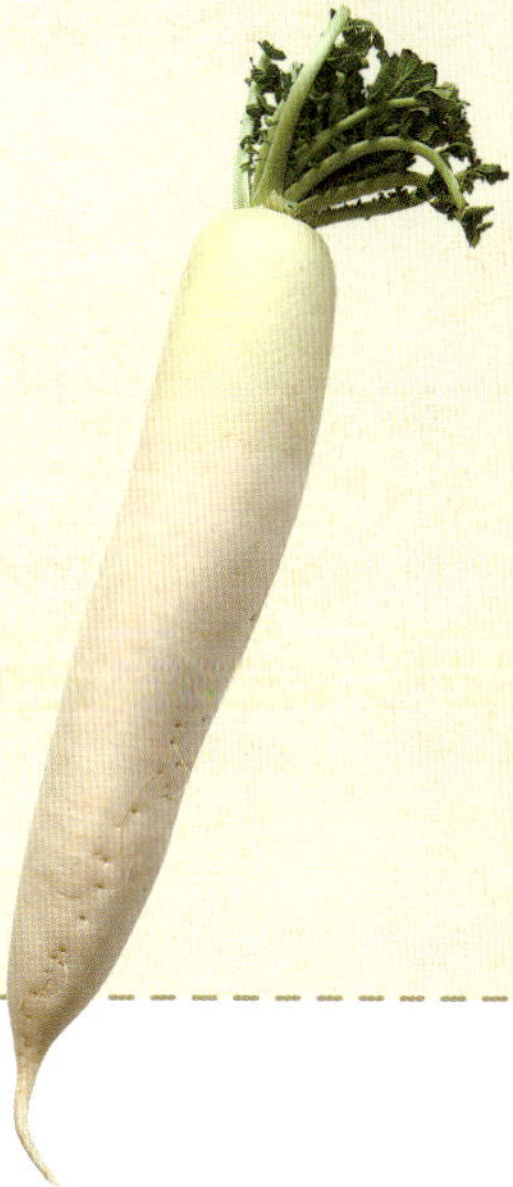

作り方

❶大根をよく洗い、おろし金でおろす。

材料

■大根…適量
■アレンジ用に適宜調味料など。

アレンジ例

1 小鉢に大根おろしを入れ、なめたけとかつお節をかけてそのままいただきます。サラダのドレッシング代わりにしても◎。

＊ 大根おろしに酢じょうゆ(酢大さじ1、しょうゆ小さじ1)を混ぜ、オムレツにかけていただくのもおすすめです。お好みで万能ねぎをのせれば、色鮮やかになります。

POINT

大根おろしは高血圧対策に有効！

食物の消化酵素を豊富に含み、胃腸の負担を減らしてくれる大根。酵素は熱に弱いので、生で食べるのが効果的です。含まれるビタミンCや辛み成分のイソチオシアネートの高い抗酸化力で、しなやかな血管を保ち、血液をサラサラにしてくれます。1回に小鉢1杯程度を目安に、お好みで1日1～3回とるようにしましょう。

血圧が下がる食事のコツ 5

たんぱく質をとって血管を強くしなやかに

血圧を下げるだけで安心するのはまだ早い

高めだった血圧が下がったから安心、というわけにはいきません。血圧が理想値で安定しても、それまでの高血圧で引き起こされた「動脈硬化」が完治するわけではなく、心不全や脳卒中のリスクはゼロにはならないからです。

本来の健康をとり戻すには、血圧を下げることに加え、血管のダメージをやわらげ、回復させる必要があります。そのためには、人間の体を作る主成分であるたんぱく質をしっかりとりましょう。皮ふや筋肉などと同様、血管もたんぱく質から作られます。

たんぱく質を含む主な食材は、「大豆製品」「魚」「卵」「肉」です。大豆製品には、良質な植物性たんぱく質に加え、ビタミンＢ群、食物繊維が豊富です。魚には、血液の状態をよくする不飽和脂肪酸のＥＰＡ、ＤＨＡも含まれます。また、肉には、体内で合成できない必須アミノ酸がバランスよく含まれ、体の細胞を効率よく作ることができます。そして、ビタミンＣと食物繊維を除く、ほぼすべての栄養素を含むスーパー食材・卵も活用し、強くてしなやかな血管をとり戻しましょう。

BLOOD PRESSURE

血管を作る材料・たんぱく質を多く含む主な食材

血管の細胞を作る、血管を元気にするために必要な栄養素・たんぱく質。植物性たんぱく質の大豆製品、動物性たんぱく質の魚・卵・肉をバランスよくとるようにしましょう。

大豆製品

豊富な食物繊維も魅力

細胞の構成に必須のたんぱく質・大豆レシチン、腸で善玉菌のエサとなるオリゴ糖、腸を整える食物繊維などが豊富です。

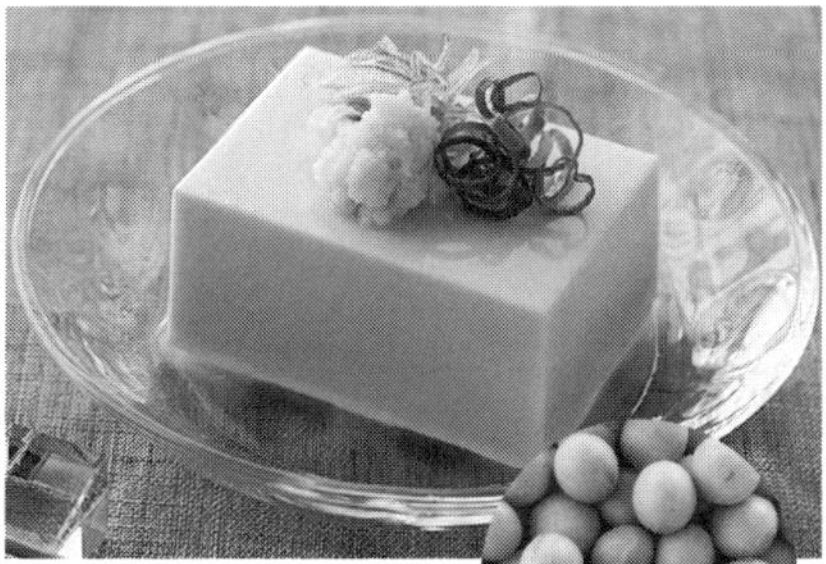

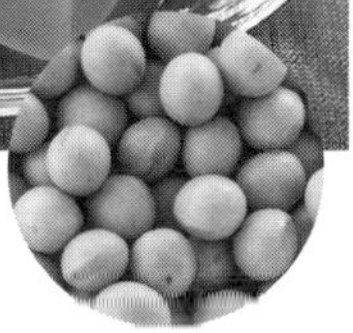

魚

ミネラル、EPA・DHAで血液の質も向上

青魚に多く含まれるEPAとDHAは、血液中の中性脂肪を減らし、コレステロールも整えます。

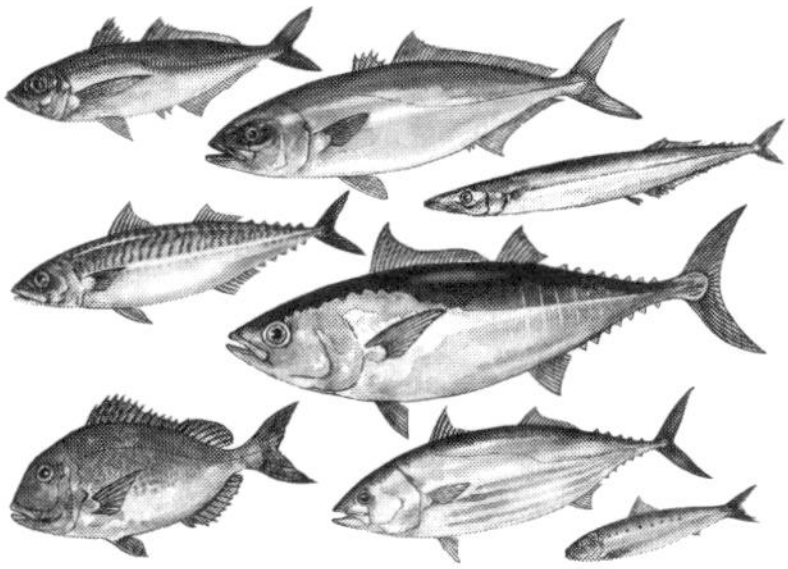

卵

黄身を半熟にして食べるのが理想

高たんぱくで栄養バランスにも優れた卵。栄養素をなるべく損なわずに食べるなら、黄身が半熟のゆで卵が理想的です。

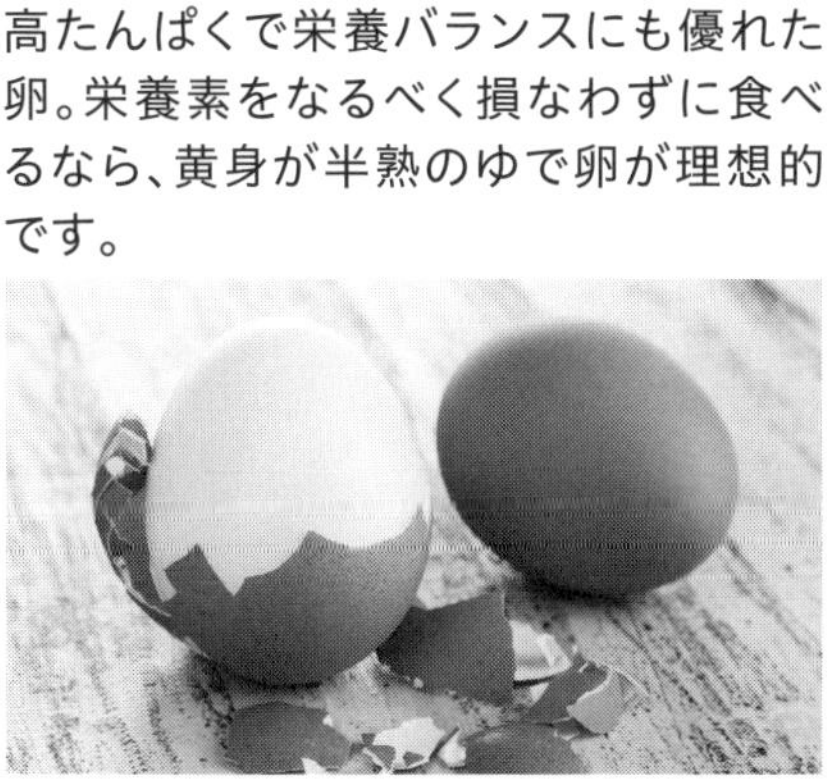

肉

多種類の肉をまんべんなく食べるのが理想的

たんぱく質はアミノ酸で構成されています。肉には、体内で合成できない必須アミノ酸が含まれ、種類・部位によって異なる成分が含まれます。

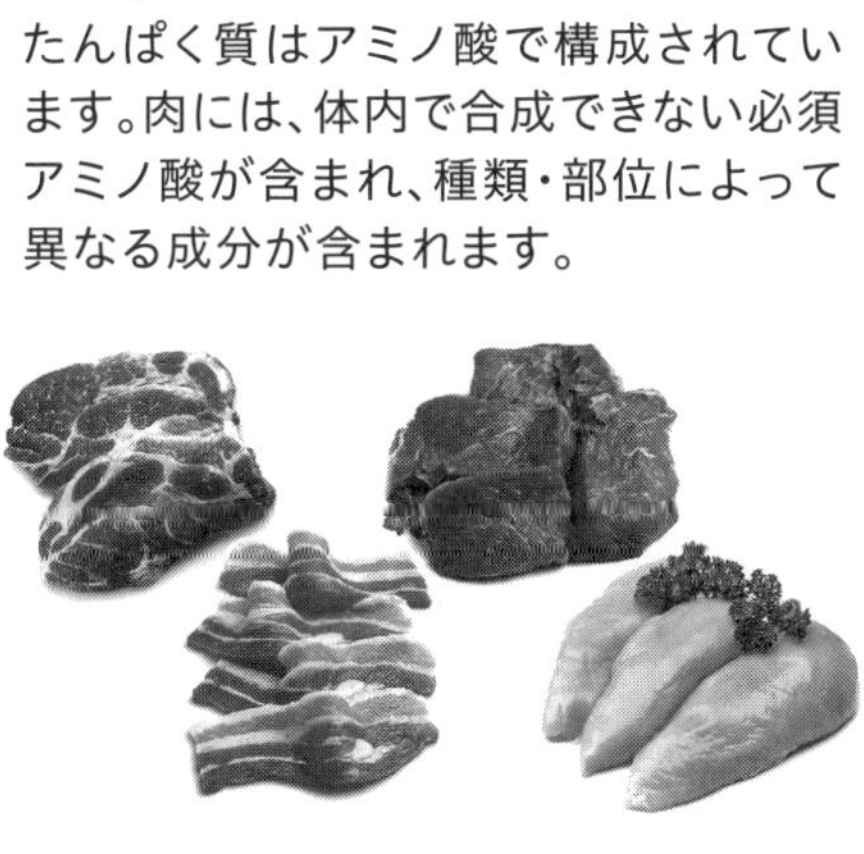

血圧が下がる食事のコツ 6

水分のとり方に気をつけ、腎臓を元気に

血圧を調節する腎臓 冷えは腎臓の大敵

高血圧の主な薬の中に利尿剤があります。血管内に余分な水分や老廃物が多いと、血管に圧力がかかって血圧が上がるため、利尿剤で余分な水分を排出させるのです。

この利尿剤と関係の深い臓器が腎臓です。腎臓の働きが悪くなると、血圧を調節する能力が低下し、高血圧になってしまうおそれがあります。

そして腎臓は冷えに弱いため、水分のとり方、とりすぎにも注意が必要です。

水分をとるときは、一度飲み物を口に含み、ゆっくりと、3回くらいに分け、こまめに飲むとよいでしょう。

お酒を飲むときは、ビールや酎ハイ、ハイボールといった冷たいものを何杯も飲むのではなく、お湯割りや熱燗を、ゆっくりと味わいながら飲むことをおすすめします。

また、南国が産地のコーヒーは、「暑い国の人の体を適度に冷やす」と考えられています。日本人が1日に何度も飲むと、体が冷えてしまいます。また、コーヒーは交感神経の働きをよくするので、朝から日中に飲むのがおすすめです。

質にこだわり感謝の気持ちでいただくと、お酒は適量に

お酒の飲みすぎは血圧を上昇させるだけでなく、さまざまな臓器に負担をかけ、精神的に障害を及ぼすおそれもあります。おめでたいとき、悲しいとき、ストレスがたまっているときなど、飲みたくなるシチュエーションは多々あると思いますが、飲み方を間違えると感情が乱れ、迷惑をかけたり、悲しみを引きずったり、怒りが増したりと、悪影響を及ぼします。その結果、感情の起伏により血圧も上がってしまうのです。

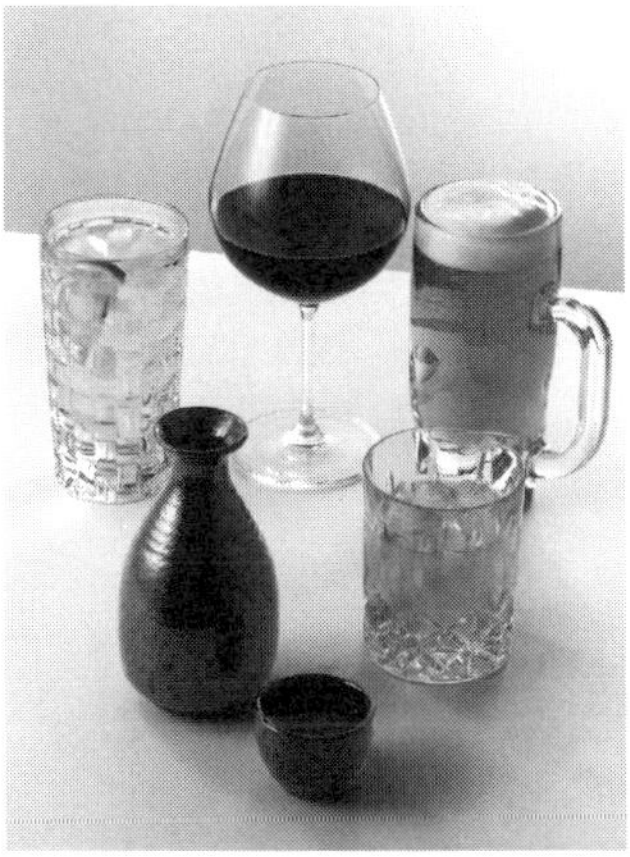

とはいえ、お正月や神社での神前結婚式、日本古来の祭礼などでは御神酒《おみき》をいただきます。そのときの一杯の盃《さかずき》はとてもおいしく、ありがたく感じるのではないでしょうか。「酒は百薬の長」というように、決して悪ではありません。御神酒をいただくときのように適量を飲むなら、悪玉コレステロールの増加を抑え、高血圧の予防にもつながります。

この「適量」は、一般的な目安として純アルコール40g（ビール中びん2本・中ジョッキ2杯、グラスワイン3杯、350㎖の缶酎ハイ2本、ウイスキーダブル2杯、日本酒2合程度）とされていますが、体格や体質、体調などにより、人それぞれ異なるので注意が必要です。

おすすめする適量は、お酒の「質」にこだわっておいしいお酒を、「感謝の気持ち」を持って味わいながらゆっくりいただくことです。するとは「量」は、飲みすぎることなく、自然と「適量」に整っていくことでしょう。

また、私たちは自然の一員なので、例えばビールなら麦芽100%のものなど、お酒も自然に近いものが体にやさしく、なじみます。

血圧を上げない食事のコツ 7

少しの香りや風味で味を調え、減塩を助ける

新陳代謝もよくなりリラックス効果もアップ

調味料の一種・香辛料は、少量でも刺激のあるものが多く、香りや風味などを上手に利用することで、料理の味をよくして塩分を控えることができます。また、薬食同源というように五感に働き、さまざまな作用をもたらします。

香辛料は主にハーブとスパイスに二分され、こまかな定義はありませんが、いずれも人体に有効な成分を含む植物で、葉や花をハーブ、種子・根・茎・樹皮・果実をスパイスと呼ぶのが一般的です。

ハーブには、消化促進作用や抗酸化作用、鎮静作用などがあります。胃腸を無駄に疲れさせないために、肉料理や油を使う料理などに使うとよいでしょう。また、ストレスでイライラする、夜眠れないといった、血圧を上げてしまう状態も、ハーブによるリラックス効果で解消できます。

一方、カレー粉やトウガラシなどのスパイスの香りや辛味には、発汗作用や発汗による代謝改善、整腸作用などが期待できます。

香辛料は、主食や主菜を活かし、薄味でも美味しくでき、食を楽しみながら新陳代謝をよくしてくれる食材といえるでしょう。

BLOOD PRESSURE

血圧によく働く香辛料 主なハーブとスパイス

高血圧改善はもちろん、さまざまな不調解消にも働いてくれる主なハーブ&スパイスをご紹介します。

ハーブ

料理の匂い消し&風味づけに

肉や魚料理の匂い消しや風味づけに、少量を混ぜたり、添えたりします。リラックス効果はハーブティーが◎。

ミント

バジル

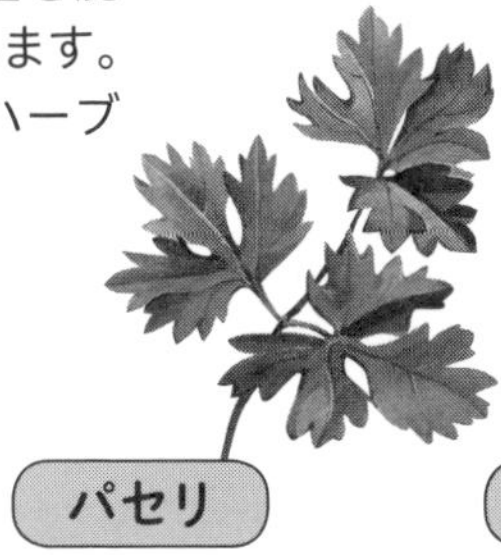
パセリ

タイム

ローズマリー

スパイス

少量でも味のアクセントに

料理に少量をかける、混ぜることで、味に深みを出してくれるスパイス。少量で十分力を発揮してくれる、減塩の強い味方です。

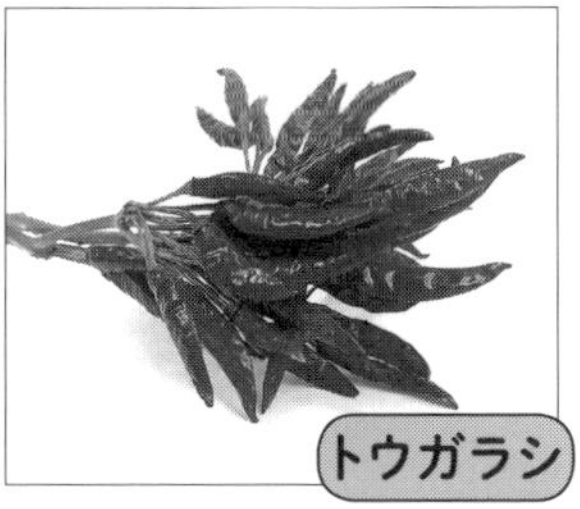
トウガラシ

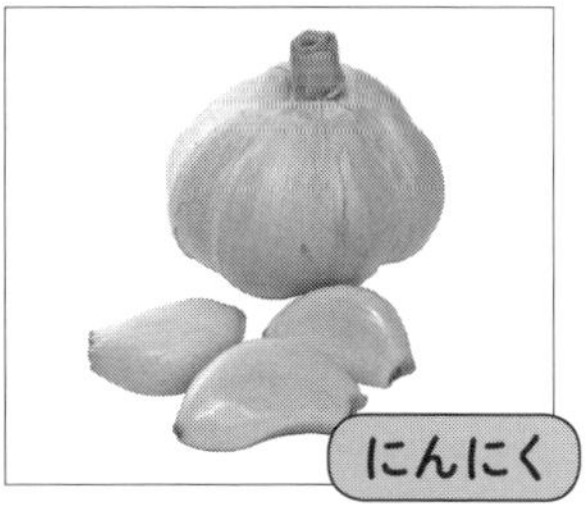
にんにく

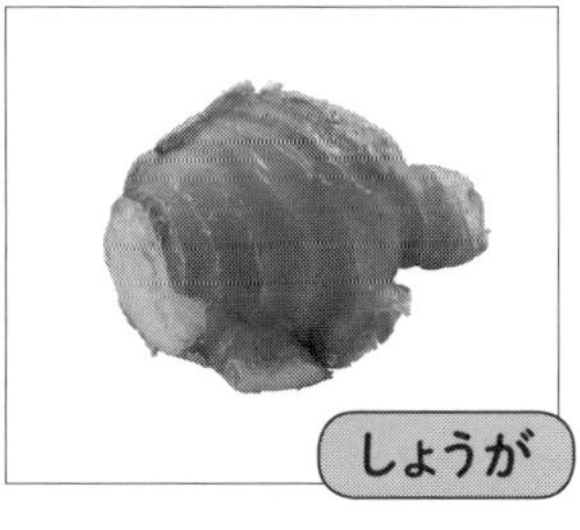
しょうが

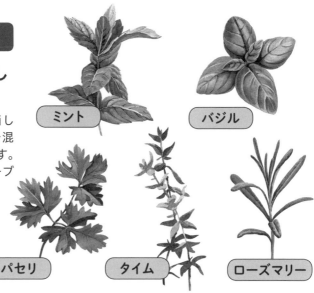

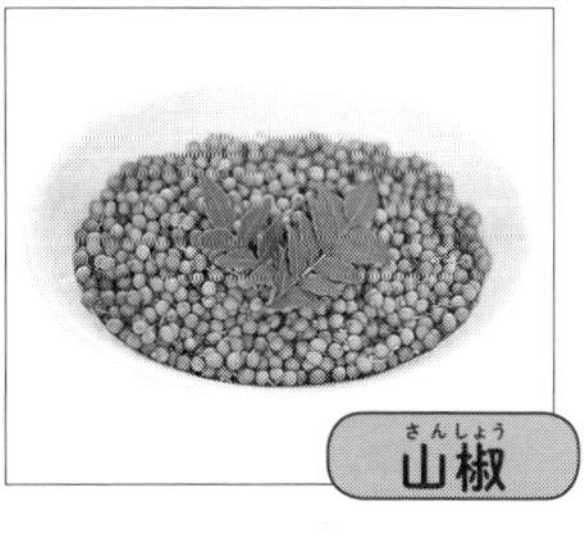
山椒《さんしょう》

血圧を下げる成分・NO《エヌオー》(一酸化窒素)を増やす

赤身肉の大根おろし添え

動物性
たんぱく質が
たっぷり

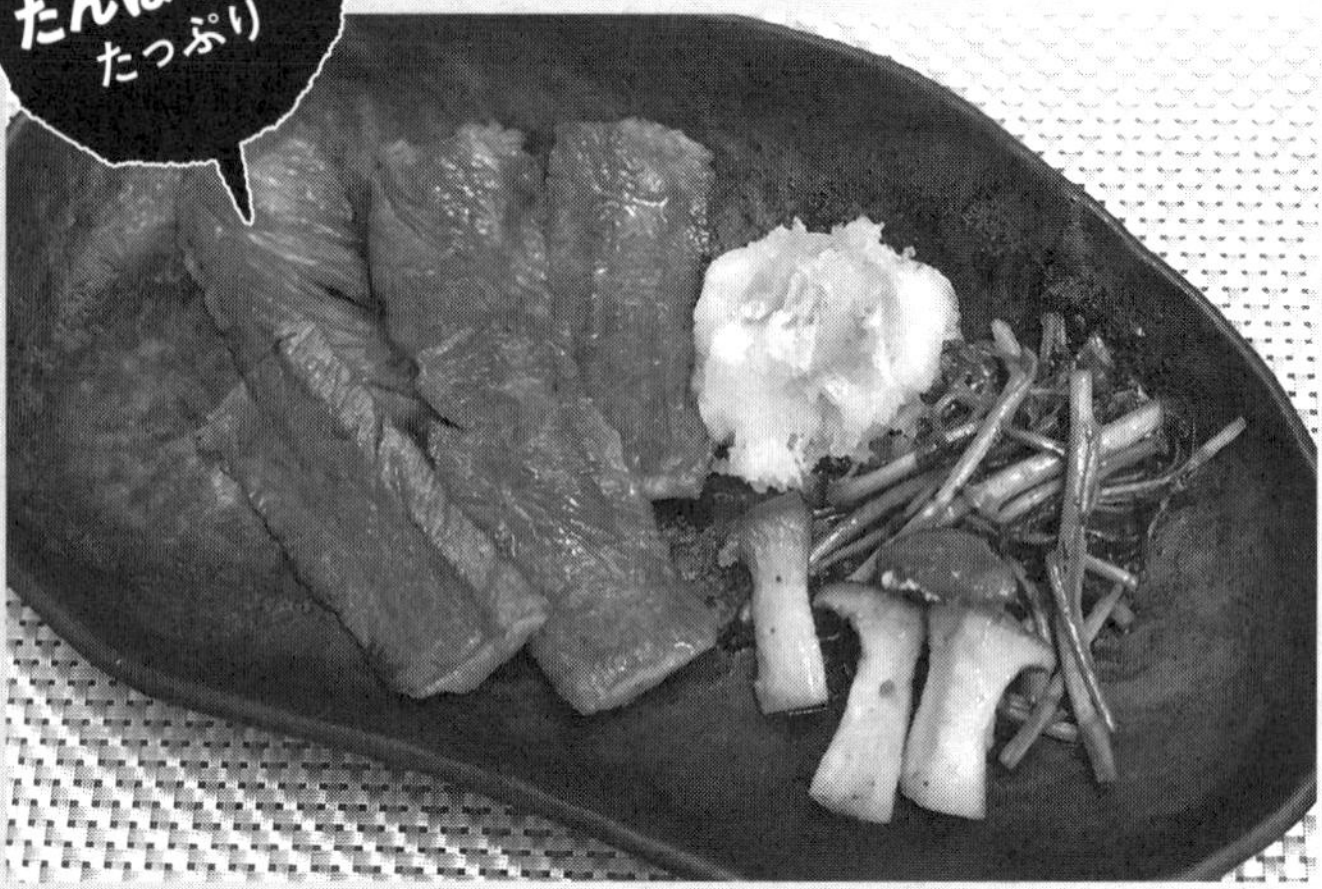

材料(2人分)

- ■牛肉の赤身肉(ステーキ用)…150g
- ■大根…5cmほど
- ■レモン…1/8個
- ■しょうゆ…小さじ1(5mℓ)
- ■クレソン…1束
- ■エリンギ…1本
- ■オリーブオイル…適量
- ■バター…適量
- ■塩・こしょう…少々

作り方

❶おろし金で大根おろしを作る。大根おろしにかけるしょうゆレモン(しょうゆとレモンを合わせたもの)も準備しておく。

❷クレソンを水でよく洗い、水気をとって食べやすい大きさに切る。エリンギ、牛肉の赤身肉も薄切りにして食べやすいサイズにカットする。

❸フライパンにオリーブオイルと、少量のバターを加えてエリンギ、クレソンを焼く。焼き上がったら、塩こしょうを少々ふる。

❹クレソン、エリンギは先に器に盛りつけ、一度フライパンを洗ったのち、オリーブオイルを薄く敷いて牛肉の赤身肉の両面を焼く。

❺牛肉の赤身肉を盛りつけ、最後に❶で用意した大根おろしをたっぷり皿に盛り、しょうゆレモンをかければ完成。牛肉の赤身肉は、大根おろしと一緒にいただきます。

POINT

NO(一酸化窒素)を食べて増やす!

赤身肉には、NO(一酸化窒素・56ページ)の材料となるアミノ酸が多く含まれます。つけ合わせで、肉の2倍くらいの野菜をとるのが理想的です。

あなたはやっていますか？

「血圧測定」の基本

血圧を下げて健康生活を続けるには、毎日の測定も大切です。
朝は高めに、夜は低めになるのが一般的です。

基本は朝と夜の2回測定

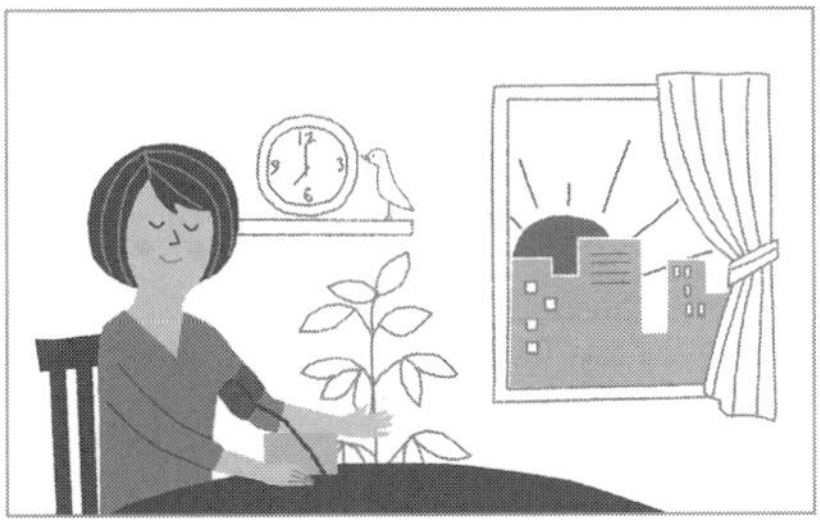

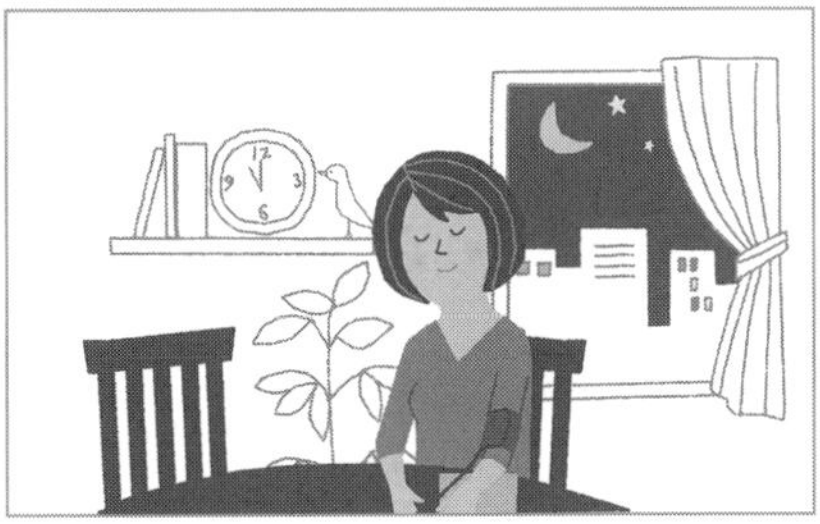

朝 朝食前、トイレをすませてから測定する（薬を服用している人は、薬を飲む前に）。

夜 就寝前、トイレをすませてから測定する。

自律神経を整え、血流も改善

血圧が高めの人は、毎日の測定を習慣づけると安心です。健康状態がわかるのはもちろん、血圧を下げる取り組みの改善結果が実感でき、長続きの原動力になるからです。測定は、朝（トイレをすませて朝食前に）と夜（トイレをすませて就寝前に）の2回行います。血圧は、起床後の朝に上がり始め、夜に下がります。数値を気にしすぎて慌てると血圧を上げてしまいますので、血圧の傾向を知っておきましょう。

計測時の正しい姿勢

- イスに座り、背筋を伸ばす（床に座る場合は正座を避け、足を前に伸ばしておく）。
- 測定する腕はテーブルの上などにのせ、宙に浮かないようにする（腕に力が入らないようにする）。
- 測定器の腕帯は心臓の高さにする。

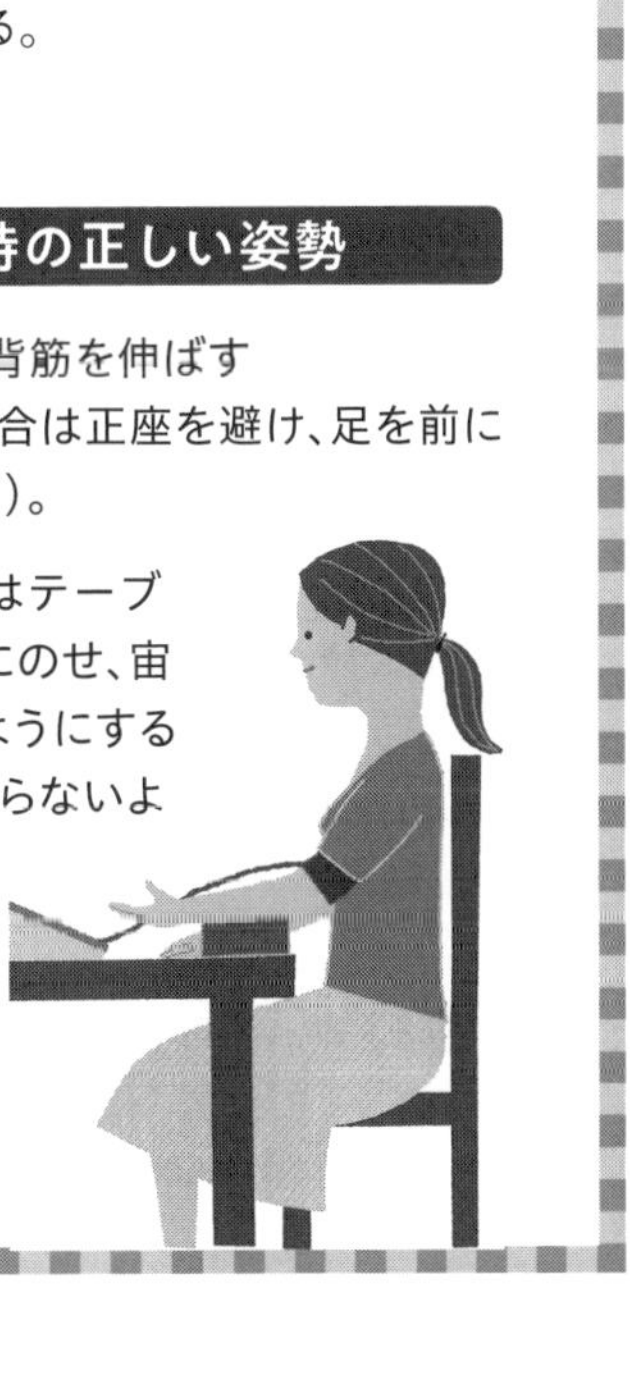

巻末ノート

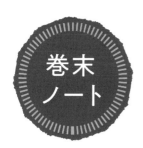

血圧記録表

毎朝と毎晩、血圧を測って健康状態を確認しましょう。
ぜひ、このページをコピーして、長く利用してください。

POINT

高血圧の約９割は、原因が特定できない「本能性高血圧」ですが、血圧が上がるときは何か原因があるはずです。血圧の記録表をつけながら、「よかったこと」「悪かったこと」「気づいたこと」をメモし、その原因を探ってみましょう。悪かったと思ったことに、大事なヒントが隠れていることが多いです。

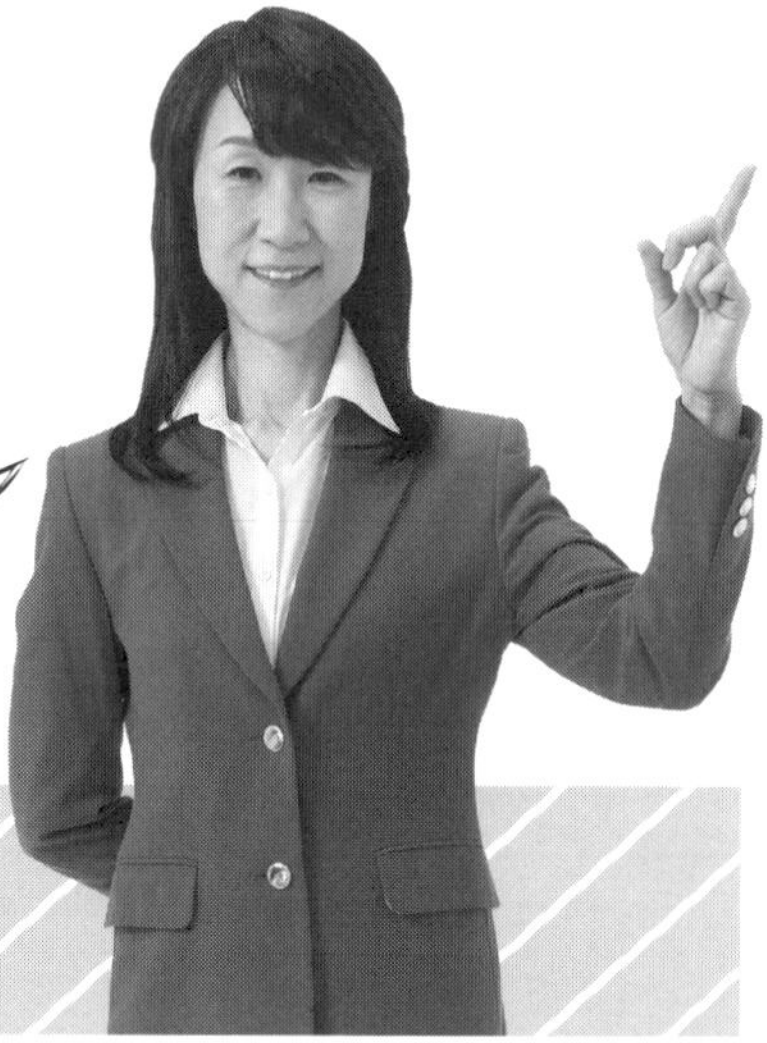

測定日	朝			夜		
	測定時刻	血圧値（最高／最低）	脈拍（分）	測定時刻	血圧値（最高／最低）	脈拍（分）
10月18日	6:50	167／98	70	21:45	153／89	69
	よかったこと	洋服が似合っているといわれて、うれしかった				
	悪かったこと	早く考えるようにせかされて、嫌な思いをした				
	気づいたこと	私は余裕を持って行わないと、イライラする…				

書き方の例

※「よかったこと」「悪かったこと」「気づいたこと」の欄には、その日の夜に、今日1日を振り返って書いてみてください。血圧値が上がった原因が見えてくるかもしれません。©2019 Hisae.Nagashima

測定日	朝			夜		
	測定時刻	血圧値（最高／最低）	脈拍（分）	測定時刻	血圧値（最高／最低）	脈拍（分）
月 日	：	／		：	／	
	よかったこと					
	悪かったこと					
	気づいたこと					

測定日	朝			夜		
	測定時刻	血圧値（最高／最低）	脈拍（分）	測定時刻	血圧値（最高／最低）	脈拍（分）
月 日	：	／		：	／	
	よかったこと					
	悪かったこと					
	気づいたこと					

測定日	朝			夜		
	測定時刻	血圧値（最高／最低）	脈拍（分）	測定時刻	血圧値（最高／最低）	脈拍（分）
月 日	：	／		：	／	
	よかったこと					
	悪かったこと					
	気づいたこと					

測定日	朝			夜		
	測定時刻	血圧値（最高／最低）	脈拍（分）	測定時刻	血圧値（最高／最低）	脈拍（分）
月　日	：	／		：	／	
	よかったこと					
	悪かったこと					
	気づいたこと					

測定日	朝			夜		
	測定時刻	血圧値（最高／最低）	脈拍（分）	測定時刻	血圧値（最高／最低）	脈拍（分）
月　日	：	／		：	／	
	よかったこと					
	悪かったこと					
	気づいたこと					

測定日	朝			夜		
	測定時刻	血圧値（最高／最低）	脈拍（分）	測定時刻	血圧値（最高／最低）	脈拍（分）
月　日	：	／		：	／	
	よかったこと					
	悪かったこと					
	気づいたこと					

測定日	朝			夜		
	測定時刻	血圧値（最高／最低）	脈拍（分）	測定時刻	血圧値（最高／最低）	脈拍（分）
月　日	：	／		：	／	
	よかったこと					
	悪かったこと					
	気づいたこと					

測定日	朝			夜		
	測定時刻	血圧値（最高／最低）	脈拍（分）	測定時刻	血圧値（最高／最低）	脈拍（分）
月　日	：	／		：	／	
	よかったこと					
	悪かったこと					
	気づいたこと					

測定日	朝			夜		
	測定時刻	血圧値（最高／最低）	脈拍（分）	測定時刻	血圧値（最高／最低）	脈拍（分）
月　日	：	／		：	／	
	よかったこと					
	悪かったこと					
	気づいたこと					

おわりに

生活の中での正しい体の使い方は人生の目的の達成にもつながる

令和の時代をどう生きたいですか？

「令和」という元号の典拠は、日本に現存する最古の歌集『万葉集』です。この元号の決定により、健康面でも日本の伝統文化のよい面を充分に活かす時代が来たと感じます。

自然のリズムに逆らわずに、感謝の気持ちを持って暮らしていると、自律神経系やホルモン系が整い、血圧も安定します。

このことは、科学的にも証明されていますが、「日《ひ》の本《もと》の国の民《たみ》」で

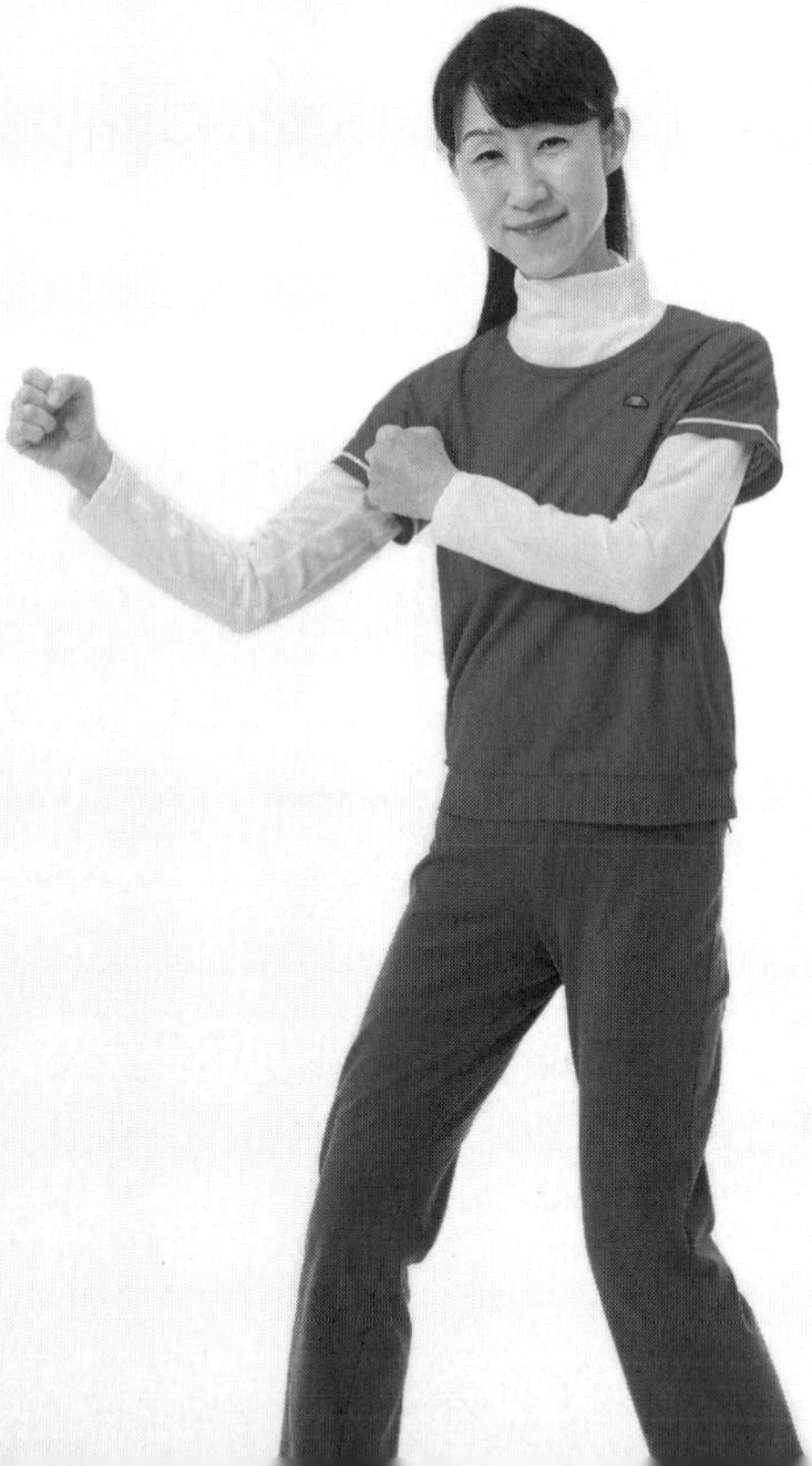

ある私たちは、やはり太陽の光を浴びて、朝から元気に過ごすことを意識し、実践する国民なのだと思います。

土地に育つ植物も応援してくれています。

野菜や海藻など地面に根を張って移動できない植物は偉いのです。なぜかというと、雨や風や紫外線などさまざまなストレスにじっと耐えて、その身を守っているからです。植物の忍耐強さ、大らかな気持ちも、自然のまま、シンプルな料理でそのまま受けとりたいものです。

また、本来の日本伝統文化の体の使い方を正しく続けていくと、顔色もよろしく、健康で長生きとなります。

筋骨隆々ではなくても、体のバランスがよいということは、骨にも無理なく重力がかかるため丈夫で、血流もよく、栄養や酸素を届ける血液が末端まで行き渡るからです。私が師事する柳川《やながわ》昌弘《まさひろ》先生は、80歳を超えていらっしゃいますが、現役で空手の指導をされていらっしゃいます。

そして、わくわくすることがあります。

宮本武蔵のいう日本の伝統文化の動きは、武道に秀《ひい》でるというだけではなく、「一を聞いて万を知る」という素晴らしさがあります。政治・文化・経済・芸術などあらゆることに応用が可能なのです。

実際に私は、企業の研修では、心と体の健康のみならず、仕事でも成果が出て発展成長できる健康経営、働き方改革を、そして高校の講演では、学力とスポーツ力、両方を高める文武両道健康法®を指導しています。

私自身も、日本の伝統文化的な体の使い方を実践していたら、ある日突然、講演内容が歌になりました。自分の中で、歌詞とメロディがすっとでき上がったのです。

そして、「生活習慣病のうた」「コレステロールのうた」「姿勢のうた」など、楽しく歌って体操をする機会を頂きました。

なぜ、そのように正しい体の使い方から、やりたいことが実現していくかというと、「生活」の中の動きを大事にしているからです。ほかの動物や植物と違って、人間は生活を通して個々の「人生の目的の達成」を目指します。生活の中での正しい体の使い方は、その達成を支援します。そして、やりたいことの実現につながるのです。

健康になるとともに、希望ややる気も湧いてきます。

健康になって本当は何がしたいか、楽しく考えながら健康づくりに取り組んでいただけたらと思います。

皆様のご健康とご多幸を心からお祈り申し上げます。

私も日常生活の中で楽しく健康になる、ヒサエ流健康法の普及に努めてまいりたいと、気持ちを新たに進んでまいりたいと思います。

長島寿恵

最後になりますが、出版させていただくにあたり、お世話になりました笠倉出版社の新居美由紀様、いろいろご協力をお願いし、ご苦労をおかけしました株式会社はる制作室の真瀬崇様、坂本夏子様、石野宏幸様、出版のために携わってくださった皆様、そして今まで多くのことを学ばせていただきました先生方、そして日頃から応援してくださる皆様に、この場をお借りして御礼申し上げます。

血圧が下がる生き方

発行日　2019年12月23日　初版発行

発行人
笠倉伸夫

編集人
新居美由紀

発行所
株式会社笠倉出版社
〒110-8625
東京都台東区東上野2-8-7 笠倉ビル
営業・広告 0120-984-164
編集 0120-679-315

印刷・製本
株式会社光邦
ISBN 978-4-7730-8945-5

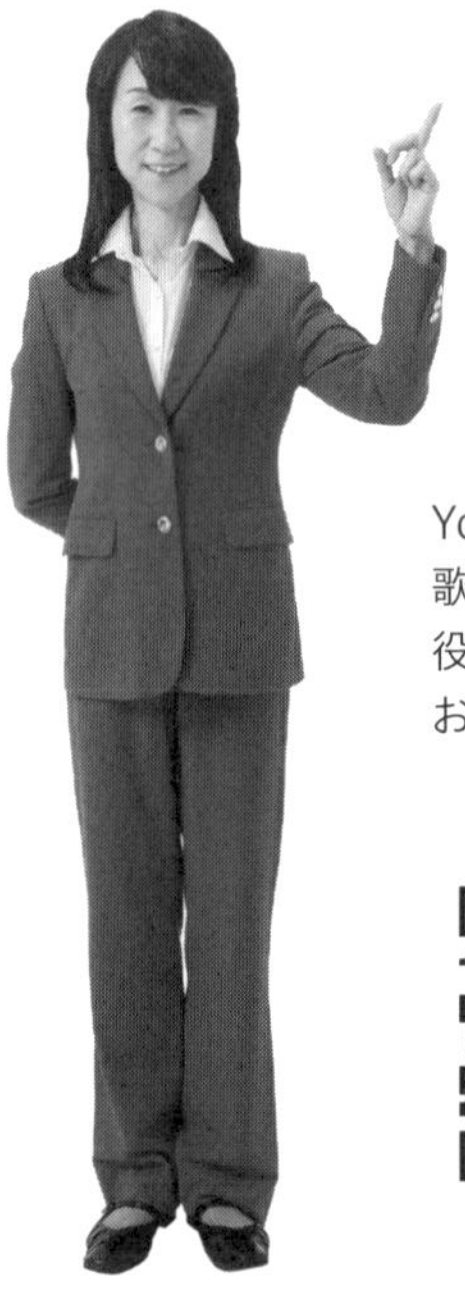

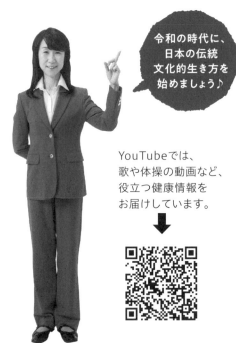

令和の時代に、
日本の伝統
文化的生き方を
始めましょう♪

YouTubeでは、
歌や体操の動画など、
役立つ健康情報を
お届けしています。
↓

著者
長島寿恵(ながしま ひさえ)

薬剤師・健康運動指導士。健康増進コンサルティング株式会社代表取締役。青森県出身。東京薬科大学薬学部薬学科卒業。大学在学中からエアロビクスのインストラクターとして活躍。その後18年間、運動指導を続けながら、薬局に勤務ののち、現職。「薬だけに頼らない薬剤師」として講演活動を、全国160か所以上の自治体、企業、健保、学校などで20年以上にわたって行う。自ら作詞・作曲を手がけた『生活習慣病のうた』をリリース。参加型でアクティブな講演は「簡単、明瞭、即効力！　体が喜ぶ講演だった」とリピートが後を絶たない。東洋医学の考えと武道の動きをとり入れ、超短期間で健診の数値を改善するのみならず、休みがちだった社員の心身の不調も改善。昨今は、働き方改革や健康経営にも力を注いでいる。武道空手8年、居合4段。

【資格】
薬剤師／健康運動指導士／西東京糖尿病療養指導士／睡眠健康指導士上級／健康咀嚼指導士／心理カウンセラー／温泉療養アドバイザー

【HP】
https://kenkouzoushin.co.jp

制作スタッフ

■ 編集・執筆
株式会社はる制作室
真瀬 崇
坂本夏子

石野宏幸

■ 表紙・本文デザイン・DTP
青木哲哉

■ イラスト
桜井葉子

■ 撮影
中川晋弥

■ ヘアメイク
玉手マリ子

■ 写真協力
Shutterstock

■ 料理協力
内田久仁子